题献

谨以此书献给我的母亲黛安女士，

在我孩提时代，她帮助我克服了多动症。

谨以此书献给我的妻子安德里亚，

她是我现在的贤内助。

养育专注又自控的孩子

[美] 扎克 · 格里森姆 著
叶红婷 译

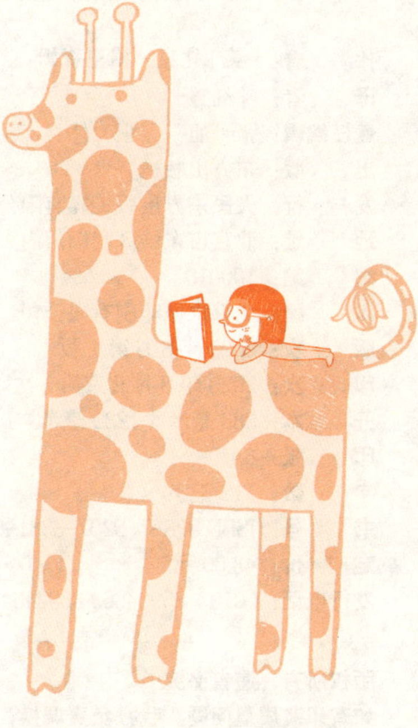

人民东方出版传媒
People's Oriental Publishing & Media
東方出版社
The Oriental Press

图书在版编目（CIP）数据

养育专注又自控的孩子 /（美）扎克 · 格里森姆著；
叶红婷译 . — 北京：东方出版社，2023.8
书名原文：SCATTERED TO FOCUSED
ISBN 978-7-5207-3381-6

Ⅰ . ①养… Ⅱ . ①扎… ②叶… Ⅲ . ①儿童多动症 -
家庭教育 Ⅳ . ① R748 ② G78

中国国家版本馆 CIP 数据核字（2023）第 069385 号

养育专注又自控的孩子

（YANGYU ZHUANZHU YOU ZIKONG DE HAIZI）

作　　者：［美］扎克 · 格里森姆
译　　者：叶红婷
责任编辑：张　旭　　张　伟
出　　版：东方出版社
发　　行：人民东方出版传媒有限公司
地　　址：北京市东城区朝阳门内大街 166 号
邮　　编：100010
印　　刷：北京永诚印刷有限公司
版　　次：2023 年 8 月第 1 版
印　　次：2023 年 8 月北京第 1 次印刷
开　　本：880 毫米 ×1230 毫米　1/32
印　　张：6.75
字　　数：112 千字
书　　号：ISBN 978-7-5207-3381-6
定　　价：48.00 元
发行电话：（010）85924663 85924644 85924641

前言

Introduction

在我的咨询工作中，我主要与5～14岁的儿童打交道，他们中的许多人被诊断患有多动症（ADHD）或其他影响注意力和组织能力的疾病。这就像是回顾我自己的童年，因为我在15岁时被诊断患有多动症。

将近25年过去了，我在如今和我打交道的孩子身上看到了许多相同的模式，从记不清应该做哪些家庭作业，到难以控制冲动的情绪，再到无法建立或坚持新的日常惯例，不一而足。我也看到这些困难是如何影响孩子们看待自己和世界的。这些挑战会导致他们产生无助感，缺乏自信，以及想要改变却不知道如何去做的内心冲突。

值得庆幸的是，有许多基于研究的策略，可能会对大家有所帮助。通过我自己罹患多动症的经历，以及我对无数孩子的辅导经历，我认识到，在提高孩子的执行功能技巧这件事情上，父母会产生巨大的影响。这些思维技能，有助于我们做许多事情，比如集中注意力、调节情绪，以及提前做计划。

什么人该读这本书?

这本书是为 4 ~ 12 岁孩子的父母而写的。你可能拿到了孩子患有多动症或其他执行功能问题的诊断书，或目前只是有这方面的怀疑。这些孩子往往智力超群，但是经常令他们的父母感到困惑。例如，他们在生活的某些方面可能很有天赋，但在其他方面却显而易见地表现得不尽如人意。他们可能一连几个小时专心致志地搭积木，但是做作业的时候几分钟不到就开始心不在焉，甚至迷迷糊糊地睡着。一些看似无关紧要的事情，也可能让他们感到极度的沮丧和挫败。他们可能有很高的智商，但是在学校取得的成绩却很不理想。尽管针对他们的一些行为已经讨论过无数次了，但同样的错误他们可能还会一犯再犯。他们可能会让父母失望，因为即使给出看似简单的指示，他们也会分心走神。他们做事可能会拖延，甚至被贴上“懒惰”的标签，但他们对自己感兴趣的事却怀有无限的热情和充沛的精力。

我希望这本书能帮助这些孩子的父母，不仅仅是给他们提供一些建议或激励他们的孩子应对执行功能方面的挑战，还能教他们一些方法去培养孩子可能会落后的技能。本书的目的是在顾及这些孩子的自尊心的情况下增强他们可能会落后的那些技能。许多患有多动症或存在执行功能缺陷的儿童缺乏适应能力或自我尊重，似乎很容易气馁。这种情况经常发生，是因为他们由于部分能力的欠缺而受到惩罚，有些人并不理解这些行为背后的原因，甚至将这些行为视为懒惰、目中无人或自私自利。在这本书中，父母们将会得到一些建议，以帮助他们的孩子更有自信，更有认同感，更能掌控自己的世界。

这本书不仅仅是给被正式诊断患有多动症或存在执行功能缺陷的儿童看的，书中的建议也有助于促进任何一个孩子执行功能的发展，不管他们有没有正式的诊断书。

为什么要读这本书？

我曾经也是一位多动症患者，对患有多动症的儿童的心理有最直接的了解。你在这本书中能找到的每一个策略和建议，都基于我的生活经验和多年来为注意力困难的孩子提供私人咨询服务的工作阅历。书中的方法和策略也考虑到了因注意力相关因素导致学习差异的孩子所特有的优势和劣势。

这本书将清楚地阐述患有多动症或存在执行功能缺陷的儿童的父母经常会面对的一些困难，也会帮助你评估自己和孩子的执行功能技能，这样你就会更加感同身受，并有清醒深刻的认识。

这本书里的所有观点都基于科学的研究，但并未采用艰涩的专门术语来阐述。书中的方法和策略通过具体的技能安排得有条有理，可以现学现用。如果你需要再看一遍具体的某个策略，本书的结构也非常易于“导航”，让你立刻就能精准定位。

许多策略在家里会很管用，但还有一些方法对于学校环境也会有帮助。其中几个策略是根据我的经验得出的。我自己当过小学老师，曾与任课老师和管理员老师协同合作，为有注意力问题的孩子制订住宿计划。

你能从中学到什么？

这本书分为两部分。在第一部分(第一章到第三章)，你能学习到与多动症和执行功能缺陷相关的一些必要知识，了解如何评估身为父母的自己的执行功能技能，以及如何判断孩子的执行功能的优势和劣势的方法。

第二部分（第四章到第十章）的内容是深入研究如何培养孩子的执行功能技能。每一章会具体介绍一个特定的执行功能技能，包括练习自我控制能力、提升情绪调节能力、增强记忆力、创建并遵循日常惯例、在家里和课堂上保持专注、训练时间管理能力和培养适应能力。

在第二部分的每一章，你将从学习总体指导策略开始，帮助你的孩子培养具体的执行功能技能。遵循这些总策略，你可以马上运用它们帮助孩子解决因特定的执行功能薄弱造成的一些问题。你还会得到一些好的建议，这些建议能为你在学校环境中提供支持，用来避免常见的雷区。你还能学习到一些有趣的小游戏，帮你解决在家时的具体执行功能技能问题。每章的结尾都会提供一个小建议，这个小建议就来自曾患有多动症的某个人，那就是我！

你会起到重要作用

如果有一个执行功能存在缺陷的孩子，身为父母的你将会很艰难。作为父母，如果你不了解相关知识或不具备差异思维，将会更加身心疲惫，甚至会不由自主地给孩子贴上“懒惰”“自私”“不负责任”的标签。

下面的统计数据可以帮助你正确看待自己的感受：高达 40% ~ 50% 的儿童被诊断患有多动症，但他们不会表现出像成年人一样的多动症症状。也许你看到的是孩子和他的同龄人之间的差距非常小，但此时很重要的一点是，要对他们保持实实在在和切合现实的期望。不要期待你的孩子去做他们做不到的事情，因为他们缺乏某些技能，你要做的是想一想你可以教给孩子什么。

这本书会帮助你专注于培养孩子的这些技能，让你的孩子为长大成人做好准备，同时帮助他们树立信心，提高适应能力。这些孩子中有很多人将来会出类拔萃，成为教授、运动员、作家、音乐家、企业家、演员、商业领袖，以及各自领域的专家，但前提是他们需要你的帮助。

目录 Contents

1 前言

001 第一部分 了解执行功能

第一章 为人父母需要知道的

003 什么是执行功能？

011 父母需要反思的问题

019 打破迷思：判断正误

第二章 评估父母的执行功能

026 父母的执行功能对孩子的影响

027 选择最有效的教育方式

028 父母的自我评估问卷

032 这对父母意味着什么？

第三章
评估孩子的执行功能

045 了解孩子的优点和缺点
046 关于孩子的评估问卷
050 这对孩子意味着什么？
051 了解动机
052 关于孩子的内在动机问卷
055 如何激发内在动机

063 第二部分 培养孩子的执行功能

第四章
练习自我控制能力

065 培养简单的习惯
069 处理冲动的行为
075 寻求学校的支持
077 学会控制个人情绪
079 小游戏也可以控制冲动
081 实用小建议

第五章
提升情绪调节能力

083 教孩子更有效地表达情绪
097 促进情绪调节
101 寻求学校的支持
102 不要和孩子站在对立面
103 小游戏帮助孩子调节情绪
105 实用小建议

第六章
增强记忆力

108 进行正确的干预
113 应对健忘
118 寻求学校的支持
120 保持指令的简单和简短
121 小游戏帮助孩子增强记忆力
122 实用小建议

第七章 创建并遵循日常惯例

125 量身制订日常惯例
132 坚持日常惯例
137 寻求学校的支持
138 预留放松时间
139 不断增添生活乐趣
140 实用小建议

第八章 在家里和课堂上保持专注

142 延长专注时间
149 提升专注度
154 寻求学校的支持
156 多给孩子一些时间和耐心
156 增加有趣的干扰或挑战新事物
157 实用小建议

第九章 训练时间管理能力

160 帮助孩子做好时间管理的策略
167 应对拖延症
172 寻求学校的支持
173 一次只要求做一件事
174 自己估算时间或练习制订计划
175 实用小建议

第十章 培养适应能力

178 勇敢面对困难和挑战
186 提高适应能力
191 寻求学校的支持
192 帮助孩子解决问题
194 小游戏帮孩子培养适应能力
195 实用小建议

196 结语

第一部分

了解执行功能

第一部分涵盖了为执行功能技能努力奋斗的孩子的父母们需要知道的事情。

在第一章中，我们将探究什么是执行功能，以及儿童如何发展执行功能。还会探讨患有多动症或存在执行功能缺陷的儿童常见的问题，以及会影响他们的自尊和家庭动态的一些不太恰当的思维模式。

第二章会帮助身为父母的你评估自己执行功能的优势和劣势，以让你明白它们对你的教育方式会产生的潜在影响。一旦知道你能为孩子做些什么，你就可以运用第三章的内容，评估孩子的执行功能缺陷。

第一章

为人父母需要知道的

了解孩子的执行功能技能，最大的好处是可以让你的教育方式更适合你的孩子的需求。

本章将帮你纠正一些错误的观念，甚至是你对患有多动症的儿童一些想当然的假定。当你明白了孩子没有得到充分开发是如何反映在他们的行为上时，你就更能对他们的挣扎感同身受了，并因此会减少很多不必要的冲突。

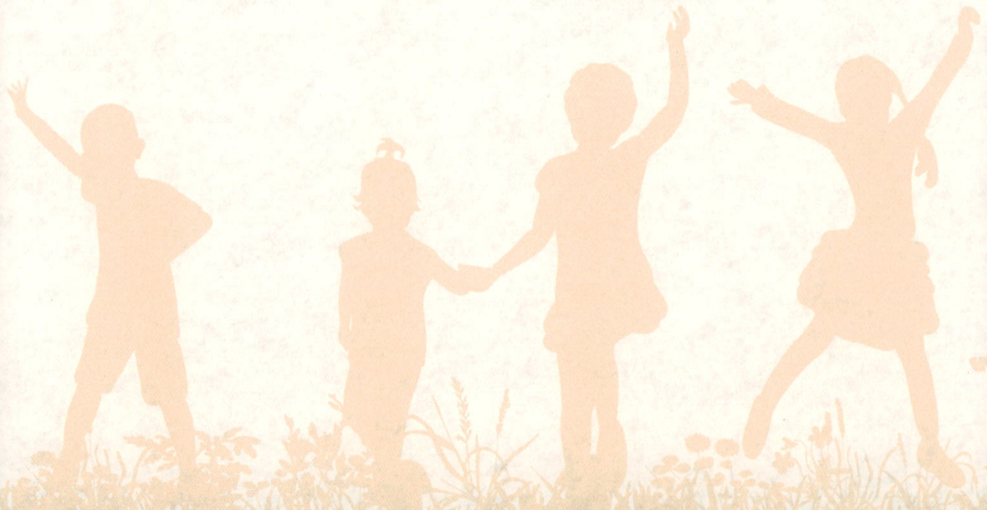

什么是执行功能？

执行功能技能是指有机体对思想和行动进行有意识控制的心理过程，是基于神经学的技能，帮助我们超越本能，并做出明智的长远决定，而不仅仅是满足眼下的需求。正是这些技能将漫画书和电影中的布鲁斯·班纳[①]博士和绿巨人浩克区分开来。这些技能主要源于我们大脑的前额叶皮质，这是大脑最后发育的部分之一。对于大多数人来说，前额叶皮质在 25 ~ 29 岁才会发育完全，这正是相比成人多动症更能影响儿童的一个原因。事实上，被诊断患有多动症的人执行

---

① 布鲁斯·班纳：又称绿巨人浩克（Hulk），是美国漫威漫画旗下的超级英雄。他是世界著名的物理学家，在一次意外中被自己制造出的伽马炸弹的放射线大量辐射，身体产生异变，每当他情绪激动心跳加速时，就会变成名为浩克的绿色怪物，且往往不受自己控制，甚至伤害身边的人。班纳游走于世界各地寻找控制愤怒的方法，即便如此，班纳的浩克身份还是时常会对城市造成毁灭性的破坏，因此常成为警方与有关单位追捕的对象。

功能技能的发育可能延迟了30%。

一些生活技能源于执行功能，包括：

△自我控制

△情绪调节

△记忆力

△遵循日常惯例

△保持专注

△时间管理

△适应能力

接下来，让我们探讨上述各方面是如何影响患有多动症的孩子，让他们倍觉艰难的。

自我控制

执行功能最重要的技能之一是练习自我控制的能力。

有一个绝佳的例子证明了培养儿童的自我控制能力非常

重要，那就是沃尔特·米歇尔[①]在20世纪六七十年代进行的“棉花糖测试”。

在这个测试中，把一个孩子带到一个房间，并送给他一块棉花糖，然后告诉他大人得离开房间，如果他能忍住不吃那块棉花糖，一直等到大人回来，他就能得到两块棉花糖；如果他不能等，中途吃了棉花糖，就不能得到另外一块棉花糖。然后，大人会离开房间15～20分钟，或一直等到那个孩子再也无法抵挡诱惑，吃掉面前那块棉花糖，以先发生的为准。

多年以后，米歇尔和研究人员追踪随访了其中一些参与者。他们发现，能够成功等待或延迟满足的那些孩子在认知测试和学业能力倾向测验（Scholastic Aptitude Test，简称SAT[②]）中能取得更高的分数，表现出更强的应对挫折的能

---

① 沃尔特·米歇尔：1930—2018，是美国的人格与社会心理学家。他在人格的结构、过程和发展，自我控制以及人格差异等领域的研究十分著名，1982年获美国心理学会颁发的杰出科学贡献奖。他提出了人格的认知－情感系统理论，他认为，我们遇到的事件会与一个复杂的认知－情感系统发生交互作用，并最终决定了我们的行为。他开展了经典的心理学实验——棉花糖实验。

② SAT：也称“美国高考”，是由美国大学理事会主办的一项标准化的、以笔试形式进行的高中毕业生学术能力水平考试。其成绩是世界各国高中毕业生申请美国高等教育院校入学资格及奖学金的重要学术能力参考指标。

力。如果你仔细想想就会发现，其实长大成人的过程就像一场大型的棉花糖测试。我们等待着发工资、等待着周末，或等待着假期。生活需要不断地等待，需要我们付出一些耐心。这种延迟满足的能力是一种核心执行功能技能。大多数患有多动症的孩子直到高三时才真正开始表现出成熟的自我控制。然而，让人高兴的是，你可以帮助孩子加强自我控制的能力，而这些你可以在第四章中学习到。

情绪调节

情绪调节是另一项核心的执行功能技能，即使对成年人来说也很难掌握。我接触过的很多孩子都被绿巨人浩克所吸引，很可能是因为他们羡慕绿巨人能够释放并表达强烈的情感，而又不会造成明显的恶果。

然而，拥有管理情绪的能力能让我们工作稳定，建立和维护良好的人际关系，并让我们做事更周全。患有多动症或存在执行功能缺陷的儿童通常行为和情绪都很冲动。他们很难控制住自己的情绪反应，所以他们可能会说一些非常夸张的话，比如“我不想活了！”或“真希望我没有这样的父母！”他们可能很难想起当下让自己平静下来的日常惯例。根据研究，以下是儿童情绪调节能力发展的大致时间线：

学龄前儿童——会用一些词汇描述复杂的感受和动机。

小学生——懂得一些社会规范，知道在何时以何种方式表达自己的不良情绪。

初中生——能理解复杂的事物，并能根据不同的时间、地点、方式、对象恰当地表达自己的情绪。

患有多动症或存在执行功能缺陷的儿童掌握情绪调节技能的时间可能会延迟。第五章将探讨你可以怎样帮助孩子培养这些技能。

记忆力

增强记忆力或适应记忆延迟也非常重要。没有记忆的能力，我们就不能保存那些对学习来说必要的信息。工作记忆力延迟的孩子更有可能一遍又一遍地重复同样的行为模式。他们可能会频繁地弄丢课堂作业，被书写难倒，忘记和朋友制订的计划，或者不得不一遍又一遍地重复写作业。

工作记忆力是所有学习和执行技能的基础。根据研究，正常发育的儿童到 6 岁时工作记忆力就会得到充分的发育，足以进行复杂的任务，比如执行多个步骤的指令。

患有多动症或存在执行功能缺陷的儿童通常在这一方面表现迟缓。如果要求他们参与还没准备好的多步骤任务，他们可能会注意力不集中，逃避任务，或把情绪表现出来。虽然帮助儿童提高记住特定任务的记忆技能相当容易，但要培养儿童具有更强的整体工作记忆却较难。你可以在第六章学习如何提高孩子的记忆力。

遵循日常惯例

许多存在执行功能缺陷的人很难建立并遵循日常惯例，然而，它绝对是多动症患者或存在执行功能缺陷的人取得成功的关键部分。制订并遵循日常惯例需要提前计划。它需要设定一个未来的目标，并且每天都做一些需要做的事情，以实现那个目标。根据 2017 年的一项研究，患有多动症的儿童在这方面存在困难。例如，患有多动症的儿童可能在四五岁时最多只会提前 20 分钟做计划，12 岁才能提前两三天制订计划，即使是 23 ~ 25 岁的多动症患者，也只能提前 3 ~ 5 周做计划以达到目标。

不具备提前计划的能力会影响他们在生活中创建新日常惯例的能力。你可以在第七章学习如何帮助孩子建立日常惯例，并教孩子提前制订计划。

保持专注

虽然工作记忆力奠定了学习的基础，但所有的学习都需要集中注意力的能力。许多患有多动症的儿童离开教室时，大脑中负责工作记忆的那部分只留下一部分课程内容。患有多动症或存在执行功能缺陷的儿童往往不得不花费额外的时间和努力来填漏补缺，因为他们集中注意力和接收信息的能力没有得到开发。通过学习自我认知的技巧，孩子可以学习如何提高保持专注力的能力，我们将在第八章中探讨。

患有多动症的孩子被叮嘱在课堂上要“集中注意力”。这就好比对一个韧带撕裂的跑卫[①]说：“起来继续踢呀。”他们也许能做到，但那一刻真的非常困难、非常痛苦。更好的方法是求助专家，比如教练、医生和护士，来帮助受伤的球员恢复，直到他们可以像其他人一样走路和跑步。

身为父母，我们可以做那个“教练”，这可比站在场外边线上的某个人冲他们大喊“继续踢”要好太多了！随着工作记忆力的增强，多动症患者会感觉自己更有能力，更能掌控自己的生活。

① 跑卫：又称“跑锋”，是美式足球（橄榄球）持球跑动进攻的球员，凭力量、脚步和速度变化穿透对方防线推进是他们的工作，在某些情况下也会接传球推进。跑卫分为半卫和全卫，列阵时通常排在四分卫的后面或旁边，擅长持球冲锋，也能做阻挡、接球，以及在比较罕见的情况下将球抛、传给队友。

时间管理

对患有多动症或存在执行功能缺陷的人来说，时间管理是一件棘手的事。时间似乎总是过得太快或太慢，他们的生物钟总是有一点儿偏差，就像在纪念品商店里的那些走不准的手表一样。然而，就像上面提到的所有其他技能一样，时间管理的技能也是可以提高的。在第九章，你将学习如何教孩子使用时间管理的手段，来满足学校的期望，以及管理社会关系和调节压力。

适应能力

前面提到的那些技能要得到发展，需要其他技能的支撑，而其中最重要的技能就是适应能力，即在生活中适应并克服困难的能力。这也是我希望我的孩子们能具备的最重要的性格特征，因为生活充满了逆境，能够迅速适应环境并解决遇到的问题，可以让人获得更强烈的自信和自尊。

遗憾的是，患有多动症和存在执行功能缺陷的儿童在日常生活中有更多的场合去面对挑战，所以培养坚韧的思维模式可以帮助这些儿童应对困难，这样，他们就能迅速地学到更多，并适应新的策略去解决日常问题。

适应能力可以通过思维模式和自我对话得到培养。你可以教孩子观察他们那些富有成效和徒劳无益的想法的区别，并学习坚持富有成效的想法。对于患有多动症的儿童来说，当事情变得艰难时，让他们慢下来琢磨自己的想法，或是考虑该放弃还是坚持到底，如果真的不合常理，只要有一点儿这方面的意识，知道什么思维或做法最起作用，你就可以用第十章的方法帮助孩子培养适应能力。

父母需要反思的问题

执行功能方面的弱点会在以下方面造成差距——潜力和表现，而这可能会对孩子的自尊以及他们看待世界的方式产生负面影响。多动症患者经常感到自己注意力不集中和失控，就像他们在湍急的水流中不停地踩水却毫无作用，只能听凭大海的摆布。这种感觉，再加上周围都是不理解或不同情他们所做挣扎的人，都会对孩子的自尊产生不利的影响。

当孩子的生活和学习环境中一直充斥着负面的反馈，而父母对他们的优点和缺点了解得不够时，可能会导致他们产生非常可怕的思维方式。比如，在咨询过程中与我打交道的很多孩子会说类似这样的话：“我控制不了自己”“每个人都在生我的气”“我就是个坏孩子”。

我也看到一些孩子变得极度焦虑，因为他们非常害怕犯错误，害怕被警告“住手”后受到训斥，害怕被质问“你为什么总是这样”。他们会觉得别人很生他们的气，即使这些人并没有发火。这种焦虑会导致他们过度自责、担心犯错，并且把自己的错误想得比实际情况严重得多。

想到一个孩子因为自己无法控制的事情而如此自卑，真是令人难过。但令人感到安慰的是，你正在看这本书，这表明你关心你的孩子，你希望你的孩子不仅在学业和社交方面取得成功，而且为他们是了不起的孩子和他们拥有的潜力感到自豪。父母可以帮助孩子更好地了解自己，以此来提高他们的意识，学习更健康的关系模式和对事物的反应方式。

认识孩子未充分开发的技能

许多有执行功能缺陷的孩子的父母常抱怨孩子不能为自己的行为负责，就好像孩子有选择的权利似的，实际上，孩子通常别无选择。这种抱怨孩子缺乏责任感的模式会导致孩子怨恨、逃避以及缺乏适应能力，孩子会感到无能为力，因为他们开始给自己贴上“懒惰”或“不负责任”的标签，认为自己就是类似标签这样的人，而无法从中恢复过来。在父母看来，孩子这种责任感的缺失似乎是一种故意的行为，但这通常是工作记忆不发达的症状，需要其他刺激才能改善，比如技能培养和正向强化。想要让孩子能对自己的行为负责，首先他们必须能够做到以下几点：

△控制自己的冲动

△评价社会情境

△理解他人的观点

△有效解决问题

这些都是患有多动症或执行功能缺陷的儿童可能没有得到充分开发的技能。

患有多动症或执行功能缺陷的儿童在年幼的时候就学不会承担适当的责任，因为他们的执行功能没有得到充分开发，导致他们在没有充分了解自己行为后果的情况下在冲突中继续。例如，在与父母发生冲突后，他们可能会说，希望父母死掉，然而5分钟后又要求父母为他们做煎饼作为自己的早餐。他们不会花时间去思考自己的行为，也不会在那一刻感到内疚，而是继续沉浸在自己的世界中，情绪也未受任何影响。这可能会导致他们形成冲突型人格或被父母指责。例如，患有多动症的孩子通常认为消极的后果全都是他们的错，他们是个坏人，或者走向另一个极端，认为不好的结果根本不是他们的错，他们不应该做任何弥补。这种“跷跷板效应”会让父母感到沮丧。父母自己心里可能也在两极之间徘徊，觉得自己对孩子过于严厉或过于宽容了。而这些相互矛盾的想法让父母很难在教育行为上始终如一。

作为父母，你的工作是在风暴中保持平静，但也要给你的孩子一个机会，让他们放慢脚步去思考，这样他们才能感受到适当的情绪后果。这样做有助于激励他们在未来行为表现上有所改变。父母可以给出一个简短的重新引导，让孩子思考刚刚发生了什么，会给家庭带来什么影响，以及他们为什么这么做。例如，可以是在当天晚些时候，针对不希望发生的行为，和孩子进行冷静且不带偏见的谈话，这样孩子即使会感到内疚，也能以一种安心的方式感到内疚。

走出误区，增加理解

我们得承认：多动症对于一般的家长来说是很难理解的。当我还是个孩子的时候，我可以列出1989年奥克兰运动家队（美国职业棒球大联盟中的一支球队，曾经拿到过15次美国联盟冠军和9座世界大赛冠军奖杯）的击球率，但我永远无法准确地告诉你我把书包放在哪里了！这种表现上的差异令人困惑，而且可能会使人产生挫败感，因为人们对一些事情产生了误解，比如对电子游戏、恐龙书、积木的浓烈兴趣和对完成一道家庭作业题的抗拒之间的反差。父母对孩子缺乏理解会对整个家庭氛围造成严重破坏。

当父母认为孩子对应该完成的任务漠不关心或故意不做时，可能会批评他们，这反过来又会导致孩子的回避。回避可能表现为不关心父母的感受或不会尝试用行动来解决问题。孩子可能只是沉浸在他们感兴趣的事情中，而不去想父母的批评。这种回避往往会形成一种有害的环境，就像爱德华·哈洛韦尔和约翰·瑞迪在他们的《分心不是我的错》一书中提到的那样。这本书是以夫妻关系为例的，但从我的实践来看，这种关系在父母和孩子之间也很常见。

回避始于孩子健忘、混乱和分心的多动症症状，由于父母对这些缺乏理解，因此，这些症状激怒了父母。父母表现失望的方式让孩子感到困惑，并在孩子不了解的情况下给他们贴上标签。然后孩子就会远离父母，也不会在执行功能技能方面向父母寻求帮助，尽管执行功能技能是他们必需的。父母以更大声、更激进的方式一再重申他们的期望，而孩子则继续表现出同样的症状，导致父母对孩子产生了更多的失望。

这是一个危险的循环，父母应该承担起责任，打破这种循环。打破这种模式需要教育、耐心、对期望的共情讨论，以及对多动症或执行功能缺陷的准确理解。

这虽然听起来有点儿让人难以接受，但拿起这本书就是迈出了了不起的第一步。研究表明，父母对多动症的理解是预测多动症患儿成年后成功的最准确因素。

理解孩子不一致的表现

小学和初中我一直在尖子班，我也喜欢运动——打篮球、棒球和踢足球。当我看到初中的足球运动员得到了来自啦啦队、老师等的关注时，我也想成为其中的一员，所以在八年级时我加入了足球队。

第一次训练后，我被派去当四分卫（美式橄榄球中的一个战术位置，是球队进攻的大脑，整个攻击体系的中心，所有进攻战术均通过他传达到场上），因为教练在当地的一次棒球锦标赛上看到我投得很好，认为我有潜力。但我不知道如何在拥挤的队伍中传球，也不知道 X 接球员和 Y 接球员之间的区别，我感到十分茫然。因为工作记忆有问题导致我学习新东西很难，所以我无法理解或掌握比赛的基本规则。当我在比赛中传错球时，教练把我叫了过去，抓住我的面罩喊道："你是我见过的最笨的聪明孩子！"

现在回想起来，这句话概括了我在成长过程中所接受的治疗以及接收到的相互矛盾的信息，对于那些有很大潜力的孩子来说，当他们没有达到预期的时候，来自成年人的反馈往往非常消极，这对他们来说很常见。成年人只是无法理解，一个考试成绩很好的人上课怎么会忘记带笔。在我的案例中，别人的这种缺乏理解的行为让我认为自己的大脑运转不正常，我这个人是有缺陷的。

重要的是，与患有多动症或执行功能缺陷的儿童相处的父母或其他成年人要理解这些儿童的内心挫折，我们的反应对于防止那些有害观念的蔓延也很关键。

假定孩子的意图是消极的

我在学校会议上发现了一个重大问题，源于学校对多动症本质的误解和对意图的误解。例如，如果孩子忘记了写家庭作业，他们可能会被老师说成懒惰或心不在焉。

事实上，我接触过的大多数患有多动症的孩子比同龄人在家庭作业上花的时间更多，而且在一天结束时也更累。这是因为在一个没有刺激的环境中，或者在一个要求集中注意力的环境中，他们会消耗更多的精神能量，而这些环境并不能使他们兴奋。

如果成年人假定孩子的意图都是消极的，会对孩子的自尊心造成极大的伤害。通常，孩子们会因为一些他们无法控制的事情而得到负面的反馈，因为成年人认为孩子是想故意逃避惩罚。这就像对一个第一次去上游泳课的孩子说："如果你不能游过游泳池，我就把你最喜欢的玩具拿走。"他们会立刻感到无助却又无能为力。

父母要做到只在合适的时机对患有多动症或执行功能缺

陷的孩子使用负强化①，这一点是至关重要的，比如说，当孩子已经掌握了所需的技能时。

打破迷思：判断正误

对患有多动症孩子的父母或治疗人员来说，很重要的一点是，向任何会妨碍我们真正帮到孩子的假设提出质疑和挑战。对意图的误解就是这种错误观念的一个很好的例子，即认为患有多动症或执行功能缺陷的人只是懒惰，这是不对的。

以下是一些关于多动症的常见误区：

患有多动症或执行功能缺陷的人对任何事情都不能保持专注。

错。如果你的孩子患有多动症，你要知道他们是可以花

---

① 负强化：强化理论是美国心理学家和行为科学家斯金纳提出的，分为正强化和负强化两种。负强化是对于符合组织目标的行为，撤销或减弱原来存在的消极刺激或者条件，以使这些行为发生的频率提高。包括撤销批评、处分、降级等，有时恢复减少的奖金也是一种负强化。

很多时间去搭建东西或者在外面练习棒球的。这种高度专注（全身心投入一件事情）的能力是许多患有多动症的儿童或成人的强项。多动症更多的是指由于无法调节注意力而导致的过度沉迷或者专注度不够，而不是缺乏注意力。

多动症或执行功能缺陷只会影响孩子的学业。

错。作为一个成年人，我对多动症了解得越多，就越发现它影响了我生活的方方面面，从人际关系到自尊，再到行为问题，等等。

患有多动症的孩子需要一个非常严格且做事有固定框架的父母。

错。虽然规矩和框架很重要，但一个不灵活的教育方法对患有多动症或执行功能缺陷的孩子来说可能是极其有害的。相反，灵活性和创造性在一个秩序井然的环境中可以为孩子的健康成长营造理想的环境（这在第七章有更多介绍）。

多动症是由教育风格导致的。

错。多动症受基因的影响很大，实际上是最易遗传的病症之一。虽然不良的饮食或紧张的家庭生活等环境因素会加重多动症的症状，但并不会导致多动症。

治疗多动症的药物会导致成年后上瘾。

错。没有证据表明童年服用治疗多动症的药物会导致成年后上瘾。

多动症不是什么严重的心理健康问题。

错。患有多动症而未治疗的儿童在童年的死亡率是正常儿童的两倍。与接受过治疗的多动症患者相比，未经治疗的多动症患者导致美国人的平均寿命缩短了约 13 年，因为需要去急诊室就诊的事故变多了，抑郁、缺乏冲动控制和不健康的生活方式（如上瘾、暴饮暴食、劳累过度或其他过度行为）的发生率增加了。事实上，多动症是一个公共健康问题，能影响到更广泛的社会范围，而不仅仅是个人。幸运的是，诸如治疗、技能培养、积极的性格塑造和正面强化、同理心、治疗和药物监测等都可以极大地提高多动症治疗的成功率，父母对多动症的理解也能起到同样的作用。

患有多动症的人擅长同时处理多个任务。

错。有趣的是，虽然我们可能不擅长同时处理两个复杂的或需要集中注意力的活动，但在学习过程中，我们确实能从一些简单的活动中或者对我们来说是天性的活动中受益。这就是为什么许多学校允许在教室里使用一些小玩具。

具有执行功能优势的父母教育有执行功能缺陷的孩子更容易。

错。因为在执行功能方面有优势的人是天生就有能力的，他们基本不需要去培养这些能力。如果你生来就知道如何去做某件事，那么教一个不懂的人如何去做其实更难。

患有多动症的孩子需要不断地被表扬。

错。患有多动症的孩子需要被肯定，需要别人认可他们的能力并且觉得他们能够掌控自己的世界。对多动症孩子为了获得自己想要的结果所做的付出和整个努力的过程加以肯定，比不断地单纯赞美更能让他们在以后再次表现出这种行为。

多动症只能通过药物治疗。

错。虽然许多研究确实表明了不同类型的药物对多动症有疗效，但大多数研究表明，将准确的诊断评估、对父母和孩子进行的心理教育、药物治疗、学校和家庭采用的居住环境、行为矫正或治疗这些要素结合起来是最有效的。

患有多动症或执行功能缺陷的孩子是自私的。

错。我接触过的很多患有多动症或执行功能缺陷的孩子不会道歉，也不会主动与家人交流。很多时候他们不会与人分享，或者总是把话题带到自己想要的谈论中。但他们同样也会让爸爸妈妈停下车，帮助走失的流浪猫找到自己的家，也会主动去看亲戚家孩子的照片。

患有多动症的儿童经常在以自我为中心和极富同理心之间摆动。这不是性格上的缺陷，而是社会思维不发达的结果。

我希望你们能够对多动症和执行功能技能有更深入的了解。以下是关键要点：

△父母可以通过自我教育和调整自己的教育方式来适应孩子的优势和期望的成长领域，从而最大限度地让孩子受益。

△我们的目标是帮助你培养孩子作为一个独立的成年人所需要的执行功能技能，同时建立和保持他们的自尊心和能力。

△随着理解的加深，你会对孩子的处境有一个新的认识。你会更了解他们，最终，也不再期望他们成为他们本来不是的样子。

在下一章中，我们将讨论如何评估你的执行功能技能，并探讨你的优势和劣势如何影响你的教育方式。

第二章 评估父母的执行功能

毋庸置疑的是，父母的行为对孩子有着深远的影响。患有多动症或执行功能缺陷的孩子的父母尤其如此。无论你自己是否患有多动症，本章都将帮你了解你的执行功能技能是如何影响你的教育方式的，以及你应该如何利用这些知识成为一个更有适应能力的父母。

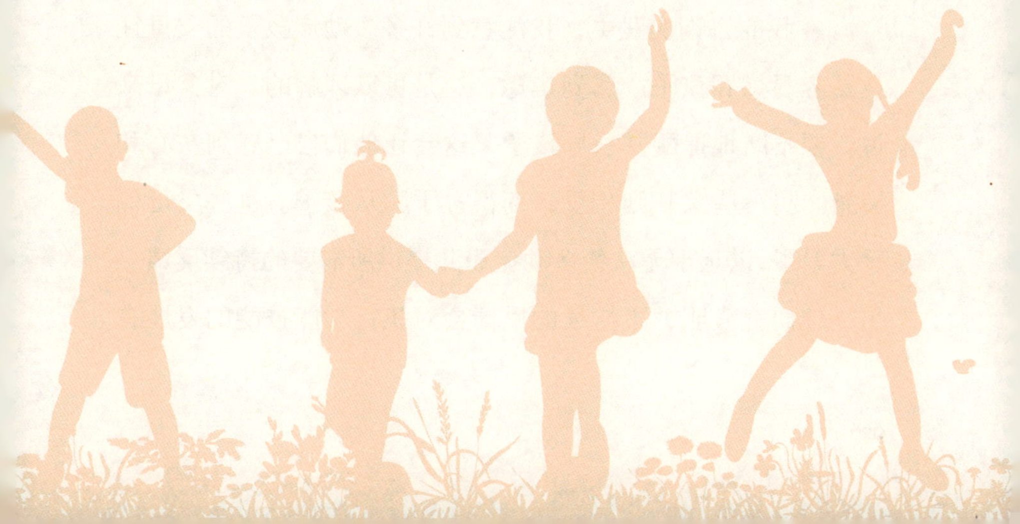

这一章将着重论述某些因素对患多动症或执行功能缺陷儿童的教育方式的影响，包括作为父母对自己执行功能技能的自我评估，并且阐释父母的这些特定技能（或缺乏这些特定技能）会如何影响患有多动症和执行功能缺陷的孩子。

父母的执行功能对孩子的影响

尽管遗传因素决定了多动症在孩子身上的表现，但父母的教育方式和父母自身的执行功能技能确实会影响孩子的多动症症状和执行功能。如果父母自己有多动症症状，则会加重孩子的多动症症状。值得庆幸的是，最近的一项研究表明，父母的参与和对多动症的理解有助于缓解儿童的一些多动症症状。

在我的咨询实践中，我注意到许多多动症孩子的父母往往更容易惩罚孩子或感到焦虑，这是可以理解的。对父母来说，要不断地提醒并引导孩子，这会让他们自己感到灰心和疲惫。另一些家长则相反，变得过于顺从孩子。这些父母似乎太累了，以至于无法给多动症患儿提供所需要的持续反馈。另一项研究表明，不持续的反馈会对执行功能技能的发展有负面影响。

自己有多动症症状的父母其管教方式往往无法做到始终如一。管教方式前后不一致的父母虽然不会导致孩子出现多动症症状，但这种管教方式无法为执行功能技能的培养创造理想的环境。父母的多动症症状影响孩子的多动症症状，这种循环会导致父母和孩子双方产生隔阂。这就是为什么对父母来说，评估自己的执行功能技能并随之调整环境和教育方式是极其重要的。如果父母能够发挥自己的优势、应对自己的劣势，他们就可以帮助孩子培养执行功能技能。

选择最有效的教育方式

常见的教育方式有三种：专制型、纵容型和权威型。专制型父母对孩子的表现有很高的期望，但很少关注孩子的情绪状态。纵容型的父母正好相反，这种父母表现出高度的同理心并给予积极的反馈，但很少对孩子提期望，而且哪些事情孩子不能做也没有进行明确的限制。

对于患有多动症的孩子来说，最有效的养育方式是权威型养育。权威型父母能控制自己和自己的情绪，但不强求控制孩子或期望孩子完全顺从。这种父母对孩子有很高的期望以及明确的要求，但同时也能提供重要的正向情绪反馈。这种教育方式是最有效的，因为它保证了孩子和父母之间的安全依恋关系，进而又能促使孩子探索与直系亲属以外的其他人的安全依恋关系。权威型的教育方式有助于减少孩子的焦虑和攻击性，提高孩子的适应能力，并有助于培养孩子解决问题的能力，因为在这种教育方式下成长的孩子可以放心地试错，并能够探索清楚社会不允许的行为界限。

如果你认为自己更偏向于专制或者更偏向于放任，我希望这本书能让你有所转变，进而采取一种更权威的教育方式。这并不是在批评你为人父母的能力，因为我们作为父母也需要成长。受遗传以及环境方面的影响，我们都被设定成某种模式，但真正的成长来自超越那些设定模式。我们要做的第一步是意识到我们作为父母的局限性以及优势。

父母的自我评估问卷

这里有一份简短的问卷，可以帮助你更多地了解自己的执行功能（这份问卷并不是诊断性的）。

根据你的最大能力为每一种表述选择对应选项

强烈不同意	不同意	不确定/中立	同意	强烈同意
5分	4分	3分	2分	1分

第一部分：自我控制

1. 我很难控制自己的欲望。______

2. 我是出了名的喜欢打断别人说话。______

3. 我经常说一些让自己后悔的话。______

4. 我经常因为一时冲动做决定。______

总得分：________

第二部分：情绪调节

1. 我经常卷入争论。______

2. 我的人际关系常因为我不能控制自己的情绪而受影响。______

3. 在工作场合，我很难把自己的情绪分隔开。______

4. 当我经历某种强烈的感觉时，我发现自己很难专注于手头的任务。______

总得分：__________

第三部分：记忆力

1. 我经常忘记重要的东西放在了哪里。______
2. 我经常记不住别人的名字。______
3. 其他人的思维似乎常常比我的快。______
4. 我经常需要别人提醒才能完成重要的任务。______

总得分：__________

第四部分：遵循日常惯例

1. 我不擅长做长期的任务。______
2. 我经常觉得自己做事没有目的。______
3. 我经常发现自己被生活困住了。______
4. 我很难设定目标，也很难实现目标。______

总得分：__________

第五部分：保持专注

1. 我经常比我的同事花更多的时间完成工作。______

2. 我经常中断工作。______

3. 我注意到自己有很多次在工作会议中走神，因而错过了重要的交流。______

4. 我很难有耐心听完自己不感兴趣的讲座，也很难轻松地学习一些东西。______

总得分：________

第六部分：时间管理

1. 我很少觉得自己一天中有足够的时间完成所有的事情。______

2. 对重大任务我经常拖延，常在最后 1 分钟才完成。______

3. 约会或社交聚会时我经常迟到。______

4. 我不擅长估算某个活动所需的时间。______

总得分：________

第七部分：适应能力

1. 我发现自己很难对负面反馈做出回应。______

2. 我经常无法把消极的想法从脑海中清除出去。______

3. 我无法很好地面对压力。______

4. 我很难在不受挫折的情况下改变计划。______

总得分：________

这对父母意味着什么？

最低分代表某项技能有优势，最高分代表某项技能存在薄弱的地方。例如，如果你在第一部分的自我控制中得分为8分，在第六部分的时间管理中得分为14分，那么你的自我控制能力可能比你有效管理时间的能力更强。

现在你对所处的状况有了基本的了解，让我们看看某个特定的弱点会如何影响身为父母的你。然后我们将探讨如何运用你的独特技能来帮助患有多动症或执行功能缺陷的孩子。

提高你的自控能力

如果你在练习自我控制时遇到困难，我就在你身边！当你看到自己想买的新车或者餐厅里的甜点时，要自我控制是非常不容易的。生活中有太多美好的事情，很容易让人忘乎所以。

就像之前提到的，一个很难自我控制的父母可能无法提供持续的反馈来改变孩子的行为。如果父母有时很冲动，他们可能会屈服于想在商店买玩具的 5 岁小孩的哭闹。父母的冲动也会导致孩子潜在的焦虑，因为孩子无法准确地预测父母的行为或选择。这种焦虑使他们很难学习新的技能来改善他们的执行功能缺陷。

如果你需要提高自我控制能力，找一个有责任感的伙伴可能对你有好处。有责任感的伙伴可以是配偶、父母、朋友、治疗师、精神领袖或宗教领袖，或者任何一个真正拥有强大执行功能的人。确保你和这个人在一起足够放松自在，能够坦然地谈论你的弱点，以及你希望在这个领域获得成长的愿望。

你和你的伙伴可以每周进行一次见面讨论或通过信息沟通，讨论作为多动症或执行功能缺陷的孩子的父母，近期在进行自我控制方面的成功或失败。

△你是否因为无法及时处理而对某些行为不做反馈且放任自流？

△你是否因为累了而冲动地大吼大叫？

△作为家长，你在过去的一周是否表现出始终如一的稳定行为？

△有没有什么时刻你对自己教育方式的选择感到特别自豪？

你可以和你的伙伴讨论并处理这些问题，这不仅是一种负责任的方式，也可以提醒你并让你牢记这些目标。

管理你的情绪

在生活中，我们的行为常常受到情绪的左右。我发现当我感到压力大、愤怒或沮丧时，很难成为自己理想中的父母。在我的实践中，那些缺乏情绪调节能力的孩子通常表现得更焦虑、抑郁、反抗并且缺乏执行功能技能。你完全可以想象到，这些负面反应在患有多动症的儿童身上会加重，因为他们更需要行为强化、提醒和激励。这种情绪的不稳定性会导致他们面临更多的挫折。

如果你在情绪调节方面有困难，练习压力管理技巧能让你获益良多。一些典型的压力管理技巧包括做瑜伽或冥想，“断网断电”并长时间放下电话，腾出时间培养爱好，或进行良好的体育锻炼。

更重要的是，你要弄清楚导致你情绪反应的想法。一些常见的令人焦虑的想法包括：

△ “如果我的孩子到了 25 岁，还不能掌握这些，那他会是什么样子？”

△ “我是个糟糕的家长，因为我无法帮助孩子做出改变。”

△ “我的孩子怎么了？”

△ “如果我的孩子一直这样，他永远也无法融入社会。”

问问自己这些想法是从哪里来的，又是如何形成的。花些时间想想这些想法是否对你有好处，然后考虑一下你的反应是否对自己目前的处境有帮助。可能这些想法和反应只会导致更多的压力，让孩子觉得自己有错，并妨碍你成为理想中的权威型家长。

当这些想法挥之不去时，要重新审视你看问题的角度。研究表明，40%~50%的多动症儿童在成年后不会表现出症状。

你要提醒自己，你所看到的患有多动症的孩子与正常孩子之间的一些差距会随着大脑的发育而自然地消失，在你的支持和指导下更会如此。记住，你的孩子不是自己选择多动症或者执行功能缺陷的。如果你发现自己对孩子的行为感到愤怒或灰心，请继续阅读这本书和其他有关多动症的书。当你对孩子独特而真实的处境表示理解时，你会发现自己对他的困境有了更多的同理心。

记住教育孩子的目标

为人父母是很辛苦的，即便是工作记忆良好、认知处理速度快的父母。如果你执行功能有问题，那教育孩子就会感到更加的困难，而且会给你的生活增加更多的压力，这些压力通常会影响你的教育方法。

工作记忆是最让我头疼的地方，它影响了我的持续强化能力和遵循新的教育策略的能力。比如行为计划，据我观察，有多动症症状的父母很难遵循我的建议，这并不是因为他们不重视，而是因为他们无法记住所有的信息并将其付诸实践。对于这些家长，我可能会更密切地与他们联系，或者向他们推荐治疗多动症的其他方案。

执行功能不是知道该做什么，而是做你知道的事。工作记忆的缺失会影响你完成任务的能力。对父母来说，这可能会导致他们采取一种更被动的教育方式，也很难找到可以遵循的框架。

我建议使用一些辅助工具，比如手机应用程序，来帮助训练你的大脑记住重要的教育目标。举例来说，如果每天都有一条消息提醒你，你的教育目标是找个时间和你的女儿谈谈她在故事时间集中注意力的问题，那么你迟早会学会预测信息，这将帮你记住你的教育目标，这样，你就可以更有条理、更有掌控感，并且在帮助孩子方面更有信心。我们将在后面的内容中更深入地探讨这些策略。

建立良好的惯例和习惯

工作记忆的问题也会影响父母建立并遵循惯例的能力。这两种技能是相辅相成的，因为这些执行功能技能中的许多内容是重叠的。如果你能建立并遵循惯例，你就能应对生活中更复杂的挑战，并感受到更强的自我效能感。

患有多动症的人通常是视觉学习者。作为父母，你可以用视觉线索来提醒自己别忘了教育目标。可以使用手机日历为新的教育惯例设置提醒，视觉提示就是这么简单。

有时，患有多动症或执行功能缺陷的父母可能对改变有一些内在的抗拒。这种抗拒会让人停滞不前，阻碍个人成长。因此识别并挑战导致这种抗拒的思想是非常重要的。

在制订新计划之前的一到两周内，写一篇夜间日记来反思你对改变的抗拒，可能会有帮助。这样你就不会产生任何抗拒的想法，因为这些想法可能会妨碍你建立新的计划并执行它。夜间日记还可以帮助识别可能导致你放弃新习惯的想法。

当你写日记时，请考虑以下几点：

△ 你今天有没有觉得你的目标不可能实现，是因为今天是糟糕的一天？如果是这样，你需要休息，还是需要更多的支持？

△ 你无法坚持到底是因为你很难看到你现在的努力在未来会有多大的回报吗？

△ 你很难保持动力去坚持你的教育目标，仅仅是因为你自己的执行功能问题，比如记忆力或情绪调节问题吗？

每天晚上对这些问题和其他问题进行一个简单的反思，可以帮助你发现阻碍你的因素，并在你想走捷径的时候帮助你克服困难。

保持专注

注意力不集中会破坏你和孩子之间的关系。当你一边抱着最小的孩子，一边和 5 岁的儿子玩超级英雄的游戏，或者听十几岁的女儿讲述她的朋友时，你很难集中注意力，可能会错过一些重要的时刻。

一般我们会认为，那些难以集中注意力的人，在谈到自己的孩子时，可以自然而然地克服这些缺陷，因为我们爱孩子。但实际情况并非总是如此。缺乏关注并不意味着我们对孩子的事不感兴趣或不爱他们，重要的是要承认这是一个需要成长的领域，所以我们作为父母要更用心地与孩子互动。

保持专注的一个简单方法就是知道自己集中注意力的极限。把注意力集中在短时间内，然后看看你能不能坚持更长时间。这种方法可以是：告诉你的孩子你要和他们一起玩，并设置一个计时器。玩耍时间不一定要随着计时器的提示声而结束，但在计时时间里，你可以放松自己对专注的期望。随着时间的推移，如果你感觉自己有能力，可以增加计时的时长，试着在更长的时间里专注于和孩子的游戏。

对于大一点儿的孩子，你可以试着用同样的方法和他们交谈。从短一点儿的时间开始，然后试着延长时间。如果你对一个 13 岁的孩子说："现在我们坐下来，我要设置一个 5 分钟时长的对话"，他们会像看老古董一样看你——这对他们根本没用！所以你得更巧妙一点儿。此外，大一点儿的孩子可能会更愿意在车里或在与你散步时交谈，因为你们不会直接面对面看着对方。可以先从一些专注的对话开始，然后试着看看你是否能加强负责集中注意力的肌肉。

树立时间管理的榜样

父母要在很多责任和期望之间做权衡：更长的工作时间、下班后的工作要求、家长会、为孩子辅导作业等。我们不难发现，面对如此多的要求，我们在时间管理上有多么困难。

但对于孩子来说，不稳定的时间表以及时间管理不当可能会导致严重的焦虑。有执行功能问题的儿童通常很难从一项活动转换到另一项活动。如果他们总是在没有任何提醒的情况下被拉去做另一件事情，他们就会开始担心自己在做一件事时随时可能被迫中断。由于不知道接下来会发生什么而产生的焦虑可能会导致他们产生情绪调节的问题和缺乏专注力。

我发现使用闹钟、语音提醒和日历能帮我预测时间，并使我的生物钟更清晰。如果你能使用科技手段改善自己的时间管理，你也可以教你的孩子这样做。

成为有适应能力的父母

纳尔逊·曼德拉曾说过：“不要以我的成就评价我，而要看我有多少次跌倒后又重新站起。”

对于抚养患有多动症或执行功能缺陷的孩子的父母来说，培养适应能力对孩子和父母都是至关重要的。保持这样的信念很重要，即你的孩子可以成长、也会成长，尽管他们已经第 759 次忘记了他们的书包在哪里，或者你已经第 125 次发现他们在床底下藏饼干。但是，你的孩子，尤其是他们的大脑，还在成长！很多相关研究已经有力地表明，孩子之间的差距是可以缩小的，即使他们现在缺乏某些技能。

每天早晨都要提醒自己，你的目标是帮助孩子成为快乐、健康的成年人，而不是解决他们当天遇到的所有问题。你要有信心，相信你的孩子，尽管他们现在处于困境中。专注于培养他们的优势，并为他们每一次小小的成功而庆祝。我们越不允许一次诊断或执行功能缺陷来定义我们的孩子是什么样的人，他们就越不会成为那样的人！

与孩子分享自己的经历

当你对自己的执行功能优势和劣势有更多的认识时，你和孩子的关系就可以更进一步了。事实上，在我接触到的父母中，最能意识到自己优缺点的人也是治疗效果最好的，因为他们能与自己的孩子融洽相处。

用你现在知道的东西，开始和你的孩子谈论你作为父母的优缺点。在我的多动症儿童咨询会上，当我告诉听众我也曾被诊断为多动症时，他们的眼睛亮了，吃惊地说："真的吗？"很多有执行功能缺陷的孩子在成长过程中认为自己受到了伤害并且有被孤立的感觉。当他们知道困境并不意味着他们受到了伤害时，会感到如释重负，因为有那么多成功人士都克服了这些困境，那他们也可以在这些困境中成长。从别人，尤其是从父母那里听到自己所面临的困境别人也经历过时，并且父母能理解他们的经历，至少在某种程度上能理解他们时，这对他们来说是一种莫大的肯定。

一种开启对话的方法是让全家人填写这本书中的问卷（详见第 29、47、53 页），并讨论你的每个优点和缺点曾经或现在是如何影响你孩子的生活的。如果你和孩子们分享你在他们这个年龄时你的优点和缺点是如何影响你的，这会更容易让孩子们感受到自己被理解。

一些家长担心，如果孩子知道即将面临执行功能困境，或者他们被诊断为多动症，孩子就会以此作为借口而不努力学习，所以不为他们寻求治疗。

然而，通常患有多动症的儿童如果不了解他们的大脑是如何运转的，他们会有一种失控感，做事情时无法取得进展，这些感觉最终会导致比多动症更严重的问题，比如抑郁或情绪失调。我鼓励父母和他们的孩子进行这些私人对话，让孩子知道自己的经历是正常的，并创造机会和孩子共同成长。

第三章

评估孩子的执行功能

在本章中，你将对孩子的执行功能强项以及执行功能发展的不同领域有更深入的了解，从而帮你确定如何最大限度地为孩子提供帮助。你需要填写一份调查问卷，这可以帮助你更好地了解孩子的需求。我们还将学习内在动机和外在动机的区别，执行功能缺陷如何影响动机，以及如何帮助孩子培养动机。请注意，本章的问卷调查只是一种教学工具，并不是为了诊断或取代医疗。

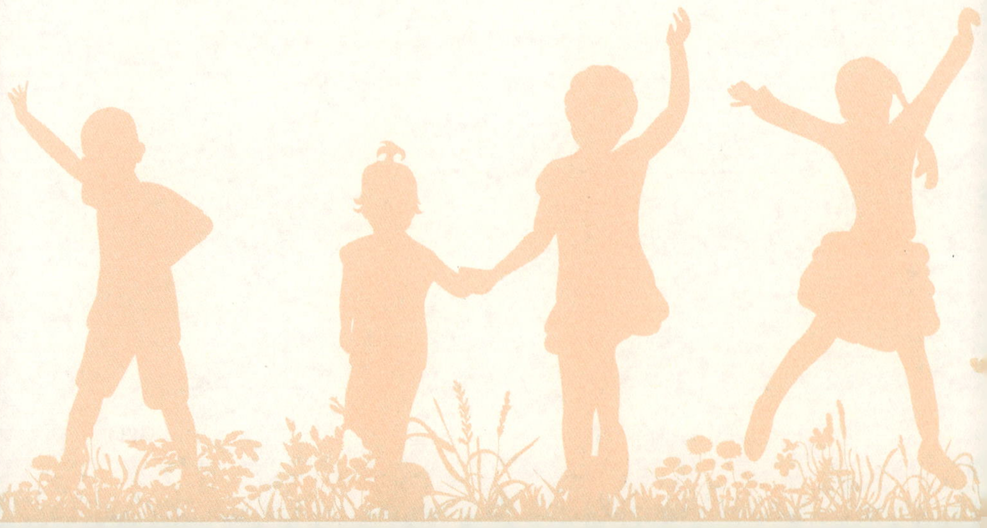

了解孩子的优点和缺点

大约 15 岁的时候，当时我必须要做一个关于埃及的大型历史作业。为避免我拖延，妈妈和我签了一份合约：如果我在某个日期前没有开始做作业，她就不会带我去找作业中所需的任何东西。我心不在焉地签了合同，然后就把它抛之脑后了。

临近截止日期时，我还没有开始做作业，正如合约中约定的那样，在截止日期的前一天晚上，妈妈没有带我去商店买所需的东西。我央求爸爸后，他不顾妈妈的反对开车带我去了商店。我通宵完成了那个作业，但进展不太顺利。在我做口头汇报时我的埃及雕像倒塌了，全班同学和老师开始笑起来，然后我对着老师大喊，当时她已经怀孕 8 个月了，那是我人生中最糟糕的时刻。

这件往事说明了一个多动症儿童通常会经历的典型困难：无法开始着手工作，直到最后 1 分钟才做计划，难以确定优先次序，只顾眼前的满足感（不做作业），缺乏情绪调节能力。

这件事情也表明了我父母对这个问题的不同看法。我妈妈认为这是因为我缺乏动力和自律，而我爸爸则认为这没什么大不了的。这只是我父母合作或单独试图解决我在执行功能方面的问题的众多方法之一。但我慈爱体贴的父母都不了解我的大脑是如何运转的，也不明白有哪些潜在因素导致了这些症状。

接下来，我会帮你准确评估孩子的优点和缺点，这样你就可以建立更有效的策略来满足他们的需求。

关于孩子的评估问卷

在第二章中，你曾填写过一份关于自己执行功能的问卷（详见第 29 页）。在本问卷中，你将根据你对孩子的了解来回答问题。通过这种方式，你可以了解孩子的哪些执行功能技能需要重点培养，哪些领域是你可以利用的强项。根据每个年龄段的发展预期，有两份不同的问卷：一份是针对 4 ~ 7 岁孩子的，另一份是针对 8 ~ 12 岁孩子的。

根据你的最大能力为每一种表述选择对应选项

强烈不同意	不同意	不确定 / 中立	同意	强烈同意
1分	2分	3分	4分	5分

问卷1：4～7岁

第一部分：自我控制

1. 我的孩子在餐桌上或课堂上很难坐好。______
2. 我的孩子是出了名的控制不住自己的双手。______
3. 我的孩子在等待转换时有困难。______
4. 我的孩子很难保持安静超过1分钟。______

总得分：________

第二部分：情绪调节

1. 当事情没有按照他想要的方式发展时，我的孩子经常会变得心烦意乱。______
2. 我的孩子很难平静或放松下来。______
3. 我的孩子经常扬言要伤害别人。______
4. 我的孩子会因为愤怒而需要离开社交场合。______

总得分：________

第三部分：记忆力

1. 我的孩子经常弄丢玩具或其他对他很重要的东西。______

2. 我的孩子在被要求做某件事时需要以多种方式提醒他。______

3. 我的孩子记不住他学校里小伙伴的名字。______

4. 当学习新东西时，我的孩子比其他同龄孩子需要更多的重复。______

总得分：________

第四部分：遵循日常惯例

1. 我的孩子似乎经常没有动力去做每天的日常惯例。______

2. 我的孩子需要视觉上的东西来提醒他就寝时间和起床时间。______

3. 我的孩子常常无法适应新的时间安排，比如学校的上课时间。______

4. 我的孩子在执行两步的任务时有困难，比如倒掉垃圾再背上书包。______

总得分：________

第五部分：保持专注

1. 我的孩子连 1 分钟的专注力都保持不了。______

2. 我必须不断地向我的孩子重复指示。______

3. 我（或我孩子的老师）已经注意到他在听语言指示 2 ~ 3 分钟后注意力会分散。______

4. 我注意到，如果我不能面对面地给孩子指示或提要求，他可能会记不住我传达的信息。

总得分：__________

第六部分：时间管理

1. 我的孩子经常抱怨，当被要求坐 10 ~ 15 分钟时，他就会难以集中注意力。______

2. 我的孩子非常回避阅读。______

3. 我的孩子经常把本应在学校完成的作业带回家。______

4. 相比于听一个简短的教程或讲座主题，我的孩子用动手实践的方式学得更好。______

总得分：__________

第七部分：适应能力

1. 当让我的孩子做稍微难一点儿的事情时，他总是抱怨。______

2. 我注意到，我的孩子比大多数同龄的孩子更难接受令人失望的结果。______

3. 我的孩子对我给他的任何管教都非常敏感。______

4. 我的孩子不能容忍自己犯错误。______

总得分：________

这对孩子意味着什么？

最低分表示某一特定技能具有发展成强项的潜力，最高分表示某一特定技能是弱项。例如，如果你的孩子在第五部分的时间管理中总得分是 8 分，在第六部分的保持专注中总得分是 14 分，那么你的孩子在估算和管理时间方面的能力可能比他们在课堂上保持专注的能力更强。填写完这份问卷可以帮你确定在后面的章节中你应该把精力重点放在哪里。

了解动机

许多患多动症或执行功能缺陷的孩子的父母反映，他们难以激励自己的孩子。他们发现孩子的动机属于外在动机，或者说仅仅受外在动机的激励，比如奖励、奖品或惩罚。感觉他们必须被刺激、贿赂、奖励或恳求才能完成任务。

对于我接触过的父母来说，不断给孩子提供外在的激励是最持久的挑战之一。不得不软硬兼施带来的压力和精神上的疲惫会对亲子关系造成伤害。

除了让人筋疲力尽之外，外在激励对成长和学习来说不是可持续的。一项关于动机的研究指出，如果 5 岁左右的儿童本来就有练习画画的动机，但当他们因为练习画画而得到奖励时，一旦奖励被取消，他们练习画画的意愿就会下降。他们会开始把画画和奖励联系在一起，而不是和学习行为本身或画画带来的纯粹乐趣联系在一起。

只关注外在动机也会忽略患多动症或执行功能缺陷儿童的真实需求。我们这些有注意力问题的人似乎受外在激励的最大原因之一是激励自己的能力与执行功能技能直接相关。

如果一个孩子总是忘记对他们有激励作用的事情，他们怎么能自我激励呢？如果一个孩子由于控制不了自己的冲动，无法坚持自己的计划，那他们如何开始建立自己做大事的动机呢？如果他们无法遵循惯例，觉得自己肯定会失败，那他们为什么不直接放弃激励自己？这是关于激励这些孩子的棘手之处——他们可能很有动力，但缺乏坚持到底的能力。他们通常依靠外在的激励来完成任务，但这并不能解决问题，只是一个培养技巧的方法。

既然我们已经探索了外在激励因素及其缺陷，我们就可以专注于培养孩子的内在动机，或不需要任何外在奖励就能做某事的行为。内在动机创造了一个更可持续的解决方案，同时也减少了争吵、提醒、惩罚、威胁或昂贵的奖励。

关于孩子的内在动机问卷

使用下面这份问卷来帮你了解孩子目前的动机水平，并确定你的孩子是否具有内在的动机。虽然年幼的孩子也可能具有内在动机，但这个快速问卷调查的重点是评估 8 ~ 12 岁的孩子，人们往往会对这个年龄段的孩子提出更多的要求。

根据你的最大能力为每一种表述选择对应选项

强烈不同意	不同意	不确定/中立	同意	强烈同意
1分	2分	3分	4分	5分

问卷2：8～12岁

1. 我的孩子只有在得到报酬的情况下才会做家务。______

2. 在竞争激烈的环境中，我的孩子过度专注于输赢。______

3. 我总是觉得要贿赂或威胁孩子。______

4. 我的孩子总是抱怨基本的日常生活任务。______

5. 我的孩子在许多他本该掌握的日常惯例上有困难。______

6. 我的孩子即使在参加有趣的活动时，也一直在寻找别的更有趣的东西。______

7. 对于自己能做的事情，我的孩子还总是向我求助。______

8. 我注意到我的孩子比其他同龄的孩子更需要我在他身边。______

9. 我觉得我一直在和孩子周旋。______

10. 我的孩子很难享受生活中的小事情。______

11. 我的孩子更关注事物而不是体验。______

12. 我的孩子似乎比同龄的大多数孩子更注重社会地位。______

总得分：________

答　案

△如果你的总得分是 50 分及以上，你的孩子可能存在明显的外在动机。

△如果你的总得分在 35 ~ 50 分之间，你的孩子可能有一定程度的外在动机。

△如果你的总得分在 25 ~ 35 分之间，你的孩子可能有一定程度的内在动机。

△如果你的总得分在 25 分以下，你的孩子可能具有明显的内在动机。

如何激发内在动机

如果你的孩子看起来属于外在激励型，你如何帮助他们变成内在驱动型呢？首先，你需要了解孩子的动机与他们的执行功能弱点之间的关系。

例如，你的孩子患有多动症或执行功能缺陷，他似乎很想学习弹吉他，因为他认为弹吉他很有趣，觉得会弹吉他是件很酷的事！那他表现出来的就是内在的动机，因为他是为了学习新技能本身的价值而学习新技能。

但是，如果你的孩子在进行自我控制方面有困难，他们可能会冲动地跳过一个练习环节，去和朋友玩电子游戏，然后告诉自己，既然这次跳过了，以后也可以跳过更多。如果你的孩子表现出缺乏情绪调节的能力，他们可能很容易在学习新知识时感到灰心丧气和恼怒，而且更有可能放弃。如果他们很难记住自己的动机是什么，他们可能很难坚持练习来提高弹吉他的水平。如果你的孩子很难管理自己的时间，他们可能想满怀热情地去练习，但练习 10 分钟后，发现晚餐已经准备好了，就马上终止了练习，所以练吉他就没有取得太大进展。随后，如果他们无法在学习新事物的持续失败经历中表现出适应能力，他们就会很容易放弃弹吉他。这种模式重复得越多，他们在学习吉他、运动或自学等方面的表现就越差。他们会放弃，因为看不到长期进步的可能性。

这些执行功能缺陷通常被成年人视为缺乏动力。作为父母，与这样的孩子谈论动机是很有必要的。当你这样做的时候，你要把在谈话中了解到的孩子的弱点牢记在心。当然，很重要的一点是，不要使用“懒惰”这个词，因为如果孩子不明白他们的执行功能问题是如何影响他们的动机的，他们可能会给自己贴上“懒惰”的标签。

引导讨论

2016 年，玛格丽特·西斯利博士的一项研究发现：基于动机性访谈[①]技术的讨论对患有多动症的青少年有效。她的 STAND（即 Supporting Teen's Autonomy Daily，指促进青少年自主——每日支持孩子自主感）治疗模式在很大程度上依赖于父母的参与，以帮助家人理解孩子所缺乏的动机，并向有执行功能缺陷的孩子灌输内在动机。

① 动机性访谈：指通过独有的面谈原则和谈话技巧，协助人们认识到现有的或潜在的问题，从而提升其改变的动机。

为了真正培养孩子的内在动机，建议从整体上看待，而不是把它看作你或孩子个人的失败。即使你没有参加过心理健康专家在STAND模式下的培训，你仍然可以使用STAND技术与你的孩子进行讨论。

每周可以进行10～15分钟的讨论，讨论关于动机的长期增长。这种讨论可能包括以下有益目标：

△帮助孩子理解内在动机的好处。

△让你更了解孩子的动机，也可以看看孩子是否愿意在你没有奖励或惩罚逼迫他们的情况下做出改变。

△让孩子感觉自己被充分认可，从而接受改变的想法和做事的动机。

△有助于培养解决问题的技能并制订达到目标的具体计划。

注意，这并不意味着这是一场平常的讨论，讨论他们做错了什么或者你能做些什么来激励他们。

解决你自己的内心冲突

作为一个希望孩子有所改变的父母，你可能会感到一些内心的矛盾冲突。例如，你清楚地知道替孩子做家庭作业就是掠夺他们宝贵的学习机会，但是你又不愿面对来自孩子的不断抱怨或者某门课程不及格的结果，所以你可能会帮他们做一些事，而这些事原本应该是他们自己完成的。这样做的后果是，你处在一个给孩子严厉的惩罚或者让他承受自然后果的惩罚①的两难境地，或者是你在孩子缺乏动力是否是你的错的这个问题上摇摆不定。不管你有过什么彷徨和挣扎，请给自己和孩子一些理解。

要解决孩子缺乏动力的问题，你需要有一个清晰的愿景，并给予其持续的反馈，尤其是对那些还没有掌握执行功能技能的孩子。这是一个涉及教育（如阅读这本书和完成调查问卷）和反思（如弄清楚你的孩子需要什么，并建立帮助他们实现这一需求的最佳方法）的过程。与其他有执行功能缺陷孩子的父母或治疗师讨论这些问题，以便制订一个清晰明确的行动计划来帮助你的孩子，这是非常有益的。

提问开放式的问题

当你和孩子讨论他们缺乏动力的时候，开放式的问题是

① 自然后果的惩罚：法国教育家卢梭首创的一种道德教育理论，卢梭把它叫作“自然后果的教育”。即让儿童在自身错误行为所产生的不良后果中，认识错误，吸引教训，从而学会服从“自然法则”。

获得洞察力的一个好办法。开放式的问题还能鼓励孩子有更多的思考以及分享他们的想法。

通过开放式的问题，你希望孩子说出自己的想法，而不是只需要回答“是”或“不是”。比如，“你能告诉我，比起做作业，你为什么更喜欢玩电子游戏？”他们可能会说：“玩电子游戏时，我可以屏蔽掉所有东西，而不用担心外界的事情。”如果是这样的话，那就说明，他们对学业明显缺乏兴趣的一个原因就是焦虑，因为他们需要从这个世界中抽离出来，让自己休息一会儿。

如果他们说：“我只是觉得我在这门课上做得不好”，那么，就可以推断他们是因为缺乏自信而影响了在学习上的动力。如果他们说：“我讨厌在学校里一遍又一遍地做同样的事情”，那么注意力不集中可能是最大的因素。通过这种提问的方式，你可以收集到关于孩子动机问题的有用线索。

给予肯定的回应

每个人都要学会感激和肯定。肯定的回应是对孩子长处的认可，这种积极的肯定回应能够促进你和孩子之间更开放的交流。

一个肯定的回应能够传达认可和同理心，而让孩子感到足够安全，敢于接受挑战并提高自己。回应不应该只关注最终结果，而应该更多地关注获得最终结果的过程。回应也反映了你的孩子在当时所经历的感受。

肯定的回应比赞扬的话更具体，因为它提供了更多的细节，让孩子知道为什么这种行为对他们现在以及未来有好处。例如，一种倾向于表扬而非肯定的说法是这样的："亲爱的，你为备考复习做得很棒！"而一个肯定的回应可能是以下这样的：

△"我知道你花了额外的时间学习，为你这周的考试做准备，也没有看电视，而且合理地利用了你的休息时间。表现不错！"

△"你看起来很专注，而且有计划、不受干扰地学习。我相信这对你的考试非常有帮助。"

△"像你刚才那样学习，在大学里都是一项重要的能力！"

你在肯定的回应中添加的额外细节会提醒孩子不受干扰地学习的好处，而且会让他们感到被认可，因为你注意到了他们的努力。

刚开始改变日常惯例时，可能很难找到使用肯定回应的机会，因为孩子可能正在努力适应，但仔细观察并发现他们正在做的一点一点的努力，让我们觉得一切都是值得的。

尊重孩子的自主权和能力

这部分可能是最困难的，因为我们不仅需要了解这个年龄阶段的孩子能做什么，而且需要让孩子为自己的选择承担一些责任，这些都需要有毅力才能做到。

作为父母，我们希望尽自己所能为孩子提供支持，但为了让他们成功并培养他们的自尊，我们必须允许他们做自己的事。很重要的一点是，即使你可以和孩子一起反思并进行头脑风暴，解释为什么这些激励他们的想法有效或无效，但最终你不能强迫他们改变，因为动机或行为的改变很少会在一夜之间发生。

想要培养孩子的自尊，让孩子认为自己有能力改变和成长是非常重要的。如果有些事情他们可以自己做，而你却代替他们做，你就在无意中剥夺了他们获得成就感的机会。当然，你还有其他方法可以帮助他们。比如，你的孩子记忆能力很好，并确切地知道什么时候交作业，但无法长时间集中注意力来完成，你可以让他们以自己认为合适的方式记住作业，然后使用第八章的策略帮助他们集中注意力。如果孩子表现出自己能做到的意愿，就让他们自己去做吧。

是时候制订策略了！第二部分中的章节将给你提供具体的策略来帮助培养并提高你的孩子的生活技能，从而提高孩子的执行功能。每一章将涉及不同的领域，包括：

→练习自我控制能力

→提升情绪调节能力

→增强记忆力

→创建并遵循日常惯例

→保持专注

→训练时间管理能力

→培养适应能力

第二部分

培养孩子的执行功能

在每个技能领域，我们将探索：

→有助于培养特定技能的习惯

→如何解决由于特定技能缺陷导致的具体问题

→有助于提高学习成绩的方法

在这一部分你还会看到一些建议，这些建议能帮助父母在处理与特定技能相关的问题时避免常见的错误，这一部分还包括一些有助于提高技能的有趣的游戏，以及我作为一个多动症患者从自己的生活经验中总结的一些个人生活技巧。

第四章

练习自我控制能力

如果你的孩子患有多动症或执行功能缺陷，你肯定对“冲动控制”不陌生。你可能还记得你站在人行横道旁，担心孩子会因为丢了玩具而冲进车流时的恐惧情绪。要成为一个快乐且健康的成年人，控制自己的冲动可能是最重要的执行功能。在这一章中，我们将探讨帮助孩子控制冲动的方法、一些典型的因缺乏冲动控制而导致的麻烦，以及针对缺乏自控能力的孩子的不同管教方法。

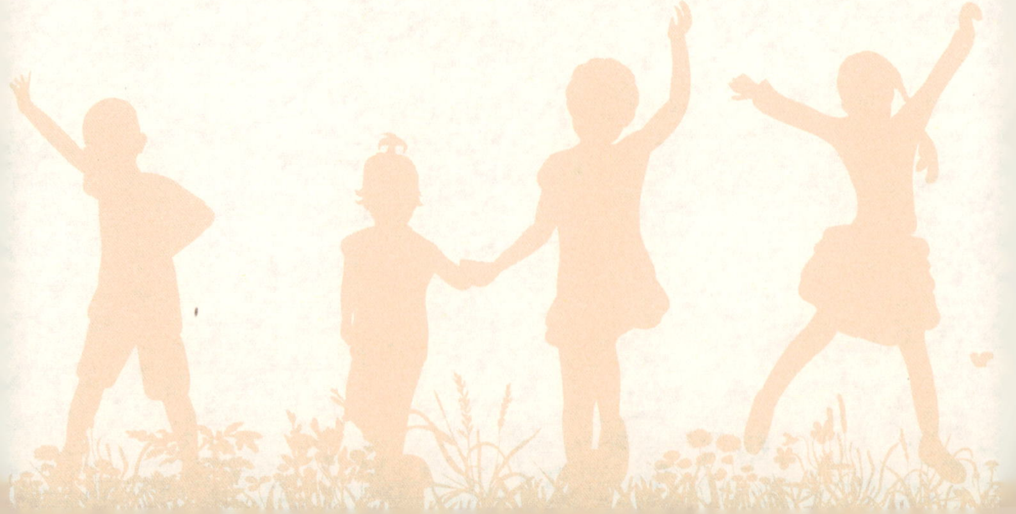

培养简单的习惯

现在，关于如何帮助孩子更好地培养自控能力我们已经学到了很多。使用本节中的策略来帮助孩子培养一些简单的习惯，可以提高孩子的自我控制能力。

按下暂停键

如果你的孩子很难控制冲动，那基本上可以确定他们的大脑运转得太快了，他们需要一个机会让大脑慢下来。这种时候，你只需要说："我想让你暂停 30 秒，考虑一下你的决定。"

你可以对所有年龄段冲动的孩子使用这个技巧。不过，在采用这个策略之前，你应该和他们坐下来讨论一下，让他们知道"暂停"这个词的意思。这样你就可以说"暂停"这个词，给他们机会让大脑慢下来，思考他们的决定可能产生的影响。对于年幼的孩子，你可以选择用一个有趣的词语或手势，让他们有机会停下来思考自己行为的潜在后果。

抓住孩子能控制冲动的时刻

即使你的孩子看起来是世界上最冲动的孩子，当他们能控制住自己的时候，也仍然会有平静的时刻。重要的是要抓住这些时刻，并帮助他们意识到自己正在进行自我控制，因为这肯定了他们的努力，并让他们知道自己是可以做到自我控制的。这也很好地提醒了你——孩子确实有能力控制自己的冲动。

你也可以做些调查，看看是什么帮助孩子控制住了冲动。在孩子能控制住冲动的时刻，你能注意到是环境、时间还是孩子内心的自我对话导致他们控制住了自己的行为吗？当帮助他们反思自己的冲动控制或缺乏冲动控制时，这些信息将会派上用场。

例如，如果你发现你的孩子一时冲动脱口而出了一个词打断了你，但是他们很快闭上了嘴，你可以马上问他们："你是怎么做到的？"你要鼓励他们努力控制住自己，不要打断你；你还要知道是什么在那一瞬间让他们没有继续打断你。如果他回答"我不知道"，你可以抛出另外一些问题，比如：

△"你在想如果你继续说话会发生什么吗？"

△“你在想，如果你一直打断我说话，我会有什么样的感觉吗？”

△“你还记得前几天放学后打断你妹妹说话的场景吗？”

这类问题可以帮助孩子在大脑中留下积极的自我控制方式，他们以后会记住。作为父母，你可能很难做到这一点，所以试着每天都留心寻找这些成功的时刻。你可以在手机或待办事项列表上设置提醒，也可以通过写日记来提醒自己。

培养意识

任何改变的第一步都是意识。在解决问题之前，我们需要知道存在的问题是什么。所以，当谈论孩子的冲动行为时，我们要让他们了解典型的冲动行为有哪些，让他们知道自己做出冲动决定时在想什么，自己在什么时候最冲动，以及在冲动行为发生时如何阻止自己。这种意识可以通过多种方式来培养。

对于 8 岁及 8 岁以上的孩子，你可以和他们一起写日记，回顾他们什么时候做出了冲动的决定，当时他们在想什么，如果他们能让大脑慢下来，可以做些什么。这并不是一种惩罚，而是一种坐下来一起反思的方式，这样他们就可以构建大脑的前额皮质部分。你也可以讨论并帮助他们理解他们产生冲动行为时的身体暗示。冲动时，他们是否感觉能量在全身爆发？他们的呼吸变急促了吗？还是他们什么感觉都没有？不管是什么原因，帮助孩子开始认识和理解自己身体的暗示都有助于他们更好地理解自己的冲动。

另一个帮助克服冲动的策略是引导你的孩子形成正念①。研究表明，增加冥想和正念的练习可以减少冲动行为。正念就是让思维慢下来，只考虑当下。患有多动症和执行功能缺陷的儿童不会自然地这样做，他们的思想似乎像蜂鸟找花一样四处乱窜！

冥想和正念可以帮助孩子们练习放慢大脑的速度，更清楚地注意到自己和此时此刻，并能让他们有足够的时间和带宽②来做出正确的决定。你可以在手机上下载一些不同的应用程序，或者在网站上查找在这方面对你和孩子有帮助的程序。

---

① 正念：这个概念最初源于佛教禅修，是从坐禅、冥想、参悟等发展而来的，是一种自我调节的方法。乔·卡巴金将其定义为是一种精神训练的方法。即有目的、有意识地关注、觉察当下的一切，而对当下的一切又都不作任何判断、任何分析、任何反应，只是单纯地觉察它、注意它。

② 带宽：指的是人能关注的事情的量，也称为“心智的容量”，主要包括认知能力和执行控制力。

处理冲动的行为

当孩子在自我控制方面有困难时，他们通常会做出一些不恰当的行为。例如，他们可能会撒谎，从小伙伴手里抢玩具，或者偷偷把吃的藏在自己的房间里——大一点儿的孩子可能会做出更危险的行为。这些不好的行为给父母带来了一些特殊的挑战和困难。在这里，我们将介绍其中的一些挑战和困难，以及在解决这些难题时应该避免的陷阱。

撒 谎

患有多动症的孩子似乎比其他同龄孩子更爱撒谎。有时，这是一种习得的行为，他们看到撒谎成功地帮他们得到了想要的东西。但通常情况下，患有多动症的孩子撒谎只是因为无法进行自我控制而已。

作为一名患有多动症的成年人，我承认，有时候我并没有正当的理由，就会说一些善意的谎言。如果我妻子问我割草坪花了多长时间，我可能会说 45 分钟而不是 30 分钟。把工作时间说成 45 分钟，除了让我看起来多工作了 15 分钟之外，我并没有得到什么好处。我已经学会了要么马上控制住自己，要么回来后说："我不知道为什么这么说，但实际上我只干了 30 分钟的活。"这是我们希望自己的孩子能够做到的。如果他们在冲动之下撒了谎，而且我们也知道他们撒了谎，那我们可以给他们几秒钟思考时间，这有助于让他们的大脑慢下来，也能帮我们弄清楚他们是真的在撒谎，还是只是一种冲动反应。如果你给他们几分钟时间来思考他们的谎言，而他们仍然坚持同样的说法，那么你就知道这不仅仅是一个冲动的失误。

如果你发现自己的孩子在撒谎，不要惊慌。撒谎并不意味着你的孩子不是个好孩子，或者你作为父母做得不够好。他们可能只是无法控制自己的冲动。这样告诉了自己之后，希望你能保持我们在第二章讨论过的权威型父母的教育方式。保持冷静，以合理且实事求是的方式处理孩子的撒谎行为是第一步。

下一步就是给孩子提供一个我们之前讨论过的"暂停键"。给他们 30 秒的时间去思考。如果他们继续撒谎，也不要惊慌。在我的实践中，我注意到许多很优秀的有多动症的孩子有执行功能也会撒谎，并且坚持撒谎。

对于 8 岁及 8 岁以上的孩子，下一步就是平静地提出你所掌握的证据，就像是在一个迷你法庭上一样。如果你的孩子谎称自己交了作业，你可以平静地说，你在网上看到他的作业得了零分，老师很乐意每天按时公布成绩。

如果他们继续坚持自己的说法，就给他们一个举证的机会。如果他们拿不出证据，那么你可以想想什么可以激励他们。在这种情况下，我们的目的是让他们完成作业。一定要做到这一点，不要提及说谎，只要提到证据就行了。你可以这样说："只要你拿出你做了功课的证据，你就可以玩电子游戏了。"

你这样做并不是在辱骂或者指责他们，你只是提供事实并表达你的期望。患有多动症或执行功能缺陷的孩子本来就会经常感到被指责，所以正确的做法是，用一种不会加重这种感觉的方式表达你的期望。

违　抗

近 40% 患有多动症的孩子会发展出对立违抗性障碍（Oppositional Defiant Disorder，简称 ODD），这是一种以严重的愤怒发泄、令人讨厌的行为和强烈的争吵倾向为特征的疾病。通常，患有这种疾病的孩子表现出挑衅行为时只是出于冲动。

虽然患有多动症和执行功能缺陷的孩子可能不会被诊断

为对立违抗性障碍，但他们仍然可能表现出挑衅行为。当你要他们捡起玩具的时候，他们回应你的方式可能是跺着脚说："不！"当你让他们去倒垃圾时，他们可能会冲动地说："我就不去！"青少年可能会在明知不应该的情况下溜出家门。这种违抗至少在某种程度上与缺乏冲动控制有关。孩子正在按他们当时最希望的方式行事，他们不会考虑你为什么要求他们做不想做的事，或者他们此刻说"不"会给全家带来什么影响。

对于 4 ～ 7 岁的孩子，你可以用语言帮他们描绘出行动的方向。例如，如果你的孩子拒绝捡起自己的玩具，你可以让他们选择如果他们坚持反抗的话可能发生的后果——因为他们太"沉浸在当下时刻"了，他们可能根本没有考虑过选择的后果。你可以说："如果你选择不收拾你的玩具，你就必须早点儿睡觉。""如果你选择现在收起你的玩具，你就能像往常一样享受你的故事时间。"将后果设置得简单一点儿很关键。不要仅仅因为孩子完成了他们该做的事情就奖励他们。假如我们说："如果你选择现在收起你的玩具，你就能享受比往常长一些的故事时间。"这更像是贿赂，并可能引起孩子更多的反抗行为。

8 ～ 12 岁的孩子通常已经准备好了在当下学习解决问题

的技能。挑衅行为通常是因为在那一刻他们不知道如何解决问题或如何满足自己的需求。如果你的孩子说他等会儿不想把垃圾拿出去，你的第一反应可能是等会儿一定要让他这么做，或者你会采取其他行动。不过，与患有多动症或执行功能缺陷的孩子之间的这种斗争可能会以爆发冲突而告终。

为了避免这种情况发生，你可以说（以同样权威的方式）："我希望你晚饭后去倒垃圾，但你不想这么做。我们怎样才能以一种让彼此都满意的方式解决这个问题呢？"这样问是希望孩子可以提供一些自己能想到的解决方案，然后你可以回答他提的方案是否可行。

如果他们说自己就是不想干这个活，你可以解释你为什么想让他们去干——"我想要你在明早之前把垃圾拿出去，因为那时是收垃圾的时间。我不想让家里有难闻的垃圾。"如果你向孩子解释为什么你想让他倒垃圾，你就给了他一个让大脑慢下来的机会，去思考你的要求以及他们应该分担的家务。希望这能让他们放下电子游戏而去倒垃圾。如果还是不能，你可以提一下潜在的后果，但至少你已经帮助他们把事情想清楚了。

过度道歉

无法控制自己冲动情绪的孩子经常会犯很多错误，他们在许多地方都需要做出改变。他们中的很多人会感到非常内疚。随着时间的推移，他们可能会形成一种模式，认为自己犯错了，并为自己认为的错误道歉，而其实这些错误并不是真正的错误。

这是我在接触到的许多初高中孩子身上看到的现象——事实上，我自己也有这种感觉。我认为我一直在犯错误，我需要弥补所有的错误。甚至在还没犯错的时候，我就向朋友、老师和其他人道歉，这给我周围的人带来了厌烦和困扰。我会为任何事情道歉——如果我打乒乓球赢了一个球，而对方必须要走几步路才能捡到球，我就会道歉。如果我要问朋友一个问题，我会以道歉开始。

如果你有一个冲动且过度道歉的孩子，试着在他道歉时提醒他。首先，要让他意识到他自己已经感到了某种程度的愧疚，所以你也不要因过度道歉而批评他。其次，帮他问他自己两个问题：

△我是有意伤害某人还是粗心大意？

△在这种情况下，我是否做了一些完全出乎意料的事情？

如果两个问题的答案都是“不”，那么告诉他，他不需要道歉。在练习了这个方法之后，下次当你发现他过度道歉时，只需说：“问问你自己那两个问题。”说这句话会提醒他们停下来想一想自己是否真的需要道歉。一旦他不再过度道歉，开始学会只为应该道歉的错误道歉，他的思想就不再那么关注自己做错了什么，而更多地关注在需要的时候承担自己该承担的责任。这种方法还能让他更自信，不再那么焦虑。

寻求学校的支持

尽管在家里你可以为孩子提供帮助，但他们一天中的大部分时间都在学校。因此，创造一个能够解决孩子特定执行功能缺陷的环境是很重要的。

在我的辅导实践中，我经常参加学校会议，帮助学生制订个性化的教育计划。这些计划旨在帮助学生解决冲动控制方面的问题以及其他问题。我发现大多数老师是真的想帮孩子，并且愿意尝试新的方法来帮助有特殊执行功能需求的孩子。在课堂上，老师们使用了许多不同的技巧来帮助孩子们学习自我控制。

停下来思考的信号——许多老师会帮助 4 ~ 7 岁的孩子，给他们提供“停下来思考”的卡片，当他们注意到孩子有冲动行为时，就会把卡片放在孩子的桌子上。这个方法也可以改为用一个秘密信号，比如在黑板上放一张红牌作为提示信号，或者其他任何一种视觉信号，但首先孩子必须接受这个信号，所以最好与孩子讨论一下他们喜欢什么样的信号。如果他们不接受这个策略，这可能会成为他们想要逃避或感到羞耻的事情，所以我们需要在这些信号选择和计划制订方面给他们一些把控并提供一些选择。

润物细无声的指引——老师常用的一个策略是给学生持续而简短的提醒来管理他们的冲动。这种策略只是让老师多关注孩子一点儿，以确保孩子控制自己的冲动。最好是用一种微妙的、不带评判的方式，尽可能少说话，以确保孩子不会感到羞愧或注意力分散。例如，如果一个有冲动控制问题的 8 岁男孩经常触碰他的同桌，老师可能会说：“詹姆斯，手。”这个简短的指示可以减少孩子的困惑和尴尬，因为他们经常被很多双眼睛盯着，像这样的简单指引可以保护孩子的自尊。

我一直建议，当要求老师使用这些简单的技巧时，家长要试着表现出同理心，并简单说明自己的想法。你可以说：“我知道，教室里有这么多孩子对老师来说不是一件容易的事。我不期望我的孩子完美，也不要求老师完美。我只是觉得有几句话有助于引导孩子，而不至于导致他们尴尬，也不会让气氛沉默。”固然，老师的工作很辛苦，但如果他们知道学生的父母跟他们站在同一个队伍里，他们就会很感激，所以在要求老师关照孩子时，请给予老师以理解，这样会起到很大的作用。

学会控制个人情绪

我们知道，养育一个在自我控制方面有问题的孩子会让人筋疲力尽、失望沮丧。当我们感到沮丧的时候，常会使用贴标签或绝对化的表达方式。我们可能会对孩子说“你总是一次又一次地犯同样的错误”或“你怎么能这么粗心呢”。

这些说法对他们来说都是不利的，因为这样就是给他们贴上了“粗心大意”或者“草率”的标签，而不是认为他们只是有时候会粗心大意或者草率。

对父母来说，尤其重要的是不要掺杂个人情感，不要把不满上升到人本身。与其说“你为什么总是插嘴”，不如说“当你打断爷爷奶奶讲话时，他们会觉得很失望”。这种表达方式只是在给他们冲动的行为贴标签，而不是在评判他们这个人本身，因为他们不仅仅是一个个冲动的人，他们还是一个个有趣的、聪明的、能鼓舞人心的孩子，而不是被他们的冲动所定义的人。

许多喜欢冲动的孩子的父母自己也容易冲动，因此，管理我们自己面对孩子的冲动行为时所做出的冲动反应是我们新的挑战。如果你确实表现得很冲动，说了一些让自己感到后悔的话，你完全可以在之后向你的孩子道歉。道歉不仅会缓解你的不良情绪，而且非常有益于为孩子树立榜样。因为你这样做就是在用行动表达“我们都会犯错”。

专制型的父母可能永远不会承认自己的错误，因为在他们看来，他们是掌控者，不管说什么都是对的。当这类父母自己犯错时，可以试着调整自己的状态，学着向孩子道歉。比如可以说：“对不起。我状态有点儿不好，还说你总是犯同样的错误。有时候你还是能控制住自己的冲动的，我也承认这一点。但我想让你知道，当你明知晚上不该从厨房偷东西吃，却还是偷吃了，是要承担后果的。”总之，无论你采取什么样的教育方式，总是有办法来纠正做错的事情的。

小游戏也可以控制冲动

有很多有趣的方法可以用来练习自我控制；事实上，控制冲动的能力是玩许多普通游戏的基础。对于年龄较小的孩子，你可以和他们一起玩经典的游戏，比如“西蒙说”“红灯 / 绿灯”“冰冻符”“鸭子、鸭子、鹅”。所有这些游戏都要求孩子们站着不动，或者按照另一个人的指示行事。

对于8岁以上的孩子，你可以玩一个叫“捡起来”的游戏。这个游戏只需要一些不同颜色的物品和一些愿意玩游戏的人就可以了。这些物品可以是五支黑色的笔、五张白纸和四个红球。接下来，你将与两队的球员进行三轮难度递增的比赛。

在第一轮中，你要用其他颜色代替物品本来的颜色。你可以说：“现在我们把黑色规定为白色，把白色规定为红色，把红色规定为黑色（你可以把这些变化记在一张纸上）。”然后说：“第一个拿到三件红色物品和两件白色物品的队在这一轮就赢了，开始！”参与游戏的人必须抑制住他们拿起三个红球和两张白纸的冲动，而拿起三张白纸和两支黑笔。为了增加难度，可以改变物品的名称和颜色。

另一个简单快捷的方法是在餐桌上玩“问题游戏”来练习自我控制。“问题游戏”是一个家庭游戏，在这个游戏中，你选择一个话题，然后绕圈互相问关于这个话题的问题。规则是你不能回答这个问题，但你必须立即想出一个与这个话题相关的问题。第一个回答了问题或者不能在规定时间想出一个相关问题的人就出局了。继续问问题，直到剩下一个人为止。

例如，你们都同意选电影作为主题。母亲问女儿：“你看过《冰雪奇缘》吗？”女儿说：“当然！”那么这一轮她就“出局”了，因为她没有想出一个相关的问题来回应。当儿子问：“你喜欢漫威电影吗？”父亲抑制住回答的冲动，而接着问母亲：“你看过时长超过四个小时的电影吗？”他们不停地继续下去，直到其中一个人说了个陈述句回答了问题，而不是问一个相关问题的时候为止。为了增加游戏难度，你可以规定参与游戏的人只有两秒钟的反应时间。

实用小建议

我大部分的童年时光都在练习控制冲动情绪，直到20多岁的时候我才学会。好吧，我承认我还没有掌握这项能力，但这些年来我已经进步了一些。目前最让我苦恼的冲动行为是晚上吃甜食。如果甜品在那里，我肯定会把它吃了！但是这些年来，我明白了我的生存并不依赖于甜品。

我们的许多冲动行为都来自错误的想法，就是当我们非常喜欢或者非常想要得到某样东西时，就会以为自己需要它。对于患有多动症或执行功能缺陷的儿童来说，这种需求的感觉是非常真实的！

可以和你的孩子谈谈需要和想要之间的区别。你甚至可以让你的孩子列出一张他们需要的东西和想要的东西的清单，并按重要性排序，或者让他们在十个里面选几个。这样，他们可以更具体地看到，他们想要的东西可能在此刻他们觉得重要，但其实并不是他们真正需要的。你甚至可以把这个列表贴在某个地方，提醒他们现在什么是最重要的，什么是他们不需要的。

第五章 提升情绪调节能力

在2～6岁之间，孩子的情绪调节能力或管理情绪的能力开始发展，这是建立人际关系、提高学习成绩和适应能力的基本技能。为了成功地管理自己的情绪，孩子们必须能够记住过去的经历并从中学习，并能将他们的行为和后果联系起来。他们必须能够为一个问题想出多种解决方案。他们必须能够发现自己不会因为自己的情绪状态而做出冲动的行为。如你所见，情绪调节调用了许多不同的执行功能。在本章中，你将学习适合你孩子年龄的方法来帮助孩子提升情绪调节能力。

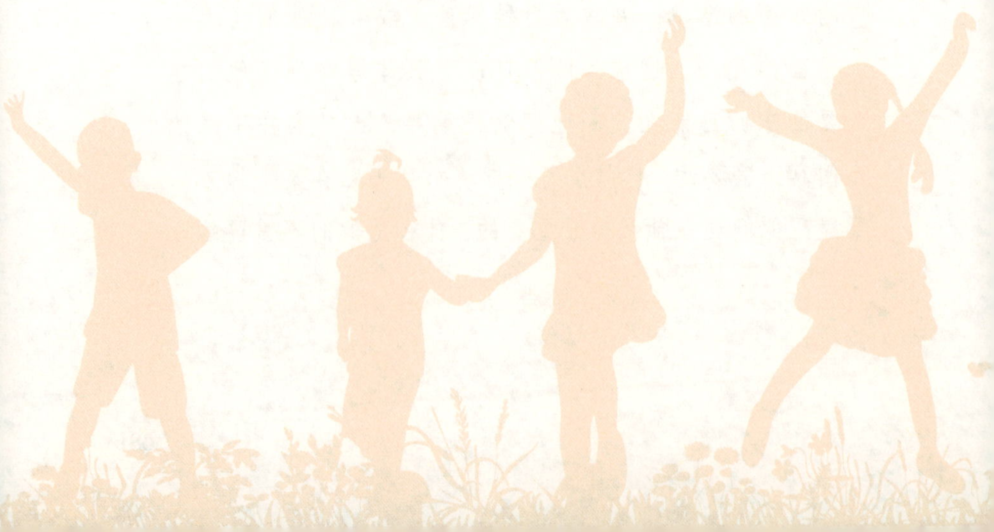

教孩子更有效地表达情绪

如果你 5 岁的孩子每次被要求做一些让他有点儿不舒服的事情时都会大喊大叫，或者你 9 岁的孩子每次在玩电子游戏被淘汰时都会猛烈地拍打游戏控制器，或者你 12 岁的孩子经常愤怒地扔东西，那么他们就缺乏情绪调节能力。现在不是惩罚这种行为的时候，而是教他们更有效地表达情绪，这样他们就可以更好地应对未来生活中的绊脚石。

保持冷静

对付一个表现出格的孩子而又不失冷静风度可能会很困难。孩子们是我们感受的观察者，但往往会误解我们的感受。他们常常认为父母比他们更生气。如果他们认为父母一直对他们感到生气或失望，这种误解会导致他们产生焦虑。你需要先调节自己的情绪，然后才能有效地解决孩子情绪爆发的问题，才能在风暴中保持冷静。

《当愤怒伤害了你的孩子》一书的作者认为，父母如果无法控制自己的愤怒，那他们的孩子往往更不顺从，更咄咄逼人，也更缺乏同理心，并且在成年后总体上来说也无法很好地调整过来。事实上，父母的愤怒会继续影响孩子进入成年期，增加他们抑郁、社会疏离、虐待配偶的可能，以及职业和经济成就受损的可能。

当我们努力在风暴中保持平静时，我们必须弄清楚是什么想法导致我们在那一刻很生气。以下是一些可能导致父母反应过度的想法：

△“孩子应该永远听父母的话。”

△“如果一个孩子在5岁时表现出这种行为，那么他在12岁时会变得更糟。”

△“如果孩子这样做，其他人会认为我是糟糕的父母，所以不管用什么方式我一定要让孩子停止这种行为。”

△“我为孩子做了很多，他们却不尊重我。这对我不公平！”

△“这种行为永远不会好转！”

如果你有这些想法中的任何一个，你应该问问自己这样的想法是否正确。列出证据来质疑其中一些想法。如果其中一些想法弊大于利，会导致你产生更强的挫败感。

你不需要隐藏或者淡化你的感受，而应该确保让你的孩子知道你对自己的感受负责，就像他们对他们的感受负责一样。

如果你需要休息一下以冷静下来，那也没关系。只要孩子安全并且不伤害他们自己或别人，你便可以离开片刻。一旦你觉得可以集中注意力了，那再回来解决孩子的问题。如果你自己的情绪占了上风，请继续向孩子道歉——这是让强烈的情绪正常化并以恰当的方式对情绪做出反应的好方法。

教孩子意识到情绪

一旦你能成功地保持冷静，你就可以开始培养孩子的情绪管理能力了。很多进入学前班和幼儿园的孩子不善于冷静地解释自己的情绪，比如他们不会说："妈妈，你让我收玩具时我很不高兴，因为我觉得你不想让我开心地玩，而你知道玩耍的时间对我有多重要，对吧？"他们不会对他们的感受给出一针见血且深思熟虑的解释。通常，他们更有可能大喊大叫或者扔玩具，所以你可能需要帮助孩子培养情绪意识。

了解身体的感觉

在有冲突时，父母的任务是帮助孩子理解他们的感受。帮助他们了解自己身体的感觉，这样他们就可以将这种身体感觉与情绪语言联系起来。如果孩子能学会用语言表达情绪，他们就不太可能用拳头表达。冷静地问他们身体的哪个部位感觉不舒服，并用语言描述这种感觉。你甚至可以让他们画一张自己身体的图画，并在他们感受到那种情绪的身体部位涂上颜色，以此表达自己的感受。

使用反思性语言总结情绪

一旦你在孩子爆发情绪时或爆发情绪之后辨别出了他们的情绪，那么请帮助他们用冷静的、反思性的语言总结他们的感受。例如，你可以说："我知道，你对于现在必须停止玩耍去洗澡而感到不开心，你的胃和拳头都感觉不舒服。" 你也可以提供一些替代方案来帮助孩子摆脱消极的想法："我们在几分钟内就能把书看完。明天早上你又可以玩你的玩具了。"这样说会让孩子的注意力从令人沮丧的想法上转移到令人期待的想法上，比如知道他们接下来会做什么或者明确了不舒服的感觉只是暂时的，不会永远持续下去。

进行非语言提示

对于 7 岁及以上的儿童，你可以帮他们以更巧妙的方式了解自己的感受。例如，试着给他们一个“挑眉”的眼神，而不是立即跳出来说些什么。这种方式是一种侵入性较小的提示，你可以借此帮助孩子在情绪失控时意识到自己的行为。如果这样也无法让他们停下来，你可以再问一个问题，比如：“你认为我现在在想什么？”或“告诉我发生了什么？”以此来让他们暂停并借助语言解决问题。

标记情绪

我们希望帮助孩子学习用语言处理情绪并能更有效地理解情绪。四五岁的孩子可能只会说出他们的感受，例如“我很生气”或“我很伤心”。而 6 ~ 9 岁的孩子，他们对自己为什么会有某种感觉有了一定的认识，比如他们会说：“我很生气，因为科里（孩子的一个朋友）说我是个失败者”，或者“我很伤心，因为今天早上我不能多要些华夫饼”。许多 10 岁左右的孩子，已经能区分自己的想法和感受了，比如，“我很伤心，因为别人取笑我时我觉得自己是个失败者”，或者“我很生气，因为我觉得自己对任何事情都无法做出决定”。根据不同年龄段的孩子，我们希望帮助他们以恰当且有效的方式表达并理解他们自己的感受。

4 ～ 6 岁：每日情绪词

对于 4 ～ 6 岁的儿童，一个很重要的目标就是开始增加他们的情绪词汇。你可以每天设置一个情绪词汇。选一张带有情绪词汇的卡片，并尝试在当天的谈话中使用这个词汇 5 次。你还可以拿一张带有不同表情符号的图片，其中，不同的表情符号代表不同的情绪，并将这张图片张贴在房间里显眼的位置。孩子们可以将它用作视觉提示，指出他们的感受，然后你可以为他们大声朗读这个词。这种策略有时候可能不起作用，比如，当孩子发脾气时。但你可以在孩子冷静下来反思自己情绪的时候使用该策略，并加强他们以后可以使用的情绪词汇。

这几年你也可以专注于使用反思性语言。使用反思性语言只是说反映孩子的感受，例如，“你对于晚餐前不能吃甜点似乎有点儿失望”。以扩大孩子的情绪词汇量为目标，试着将反思性语言混合起来，以便孩子可以听到更多不同的表达情绪的词语，并使用它们来描述自己的情绪。

7 岁和 8 岁：按等级评估情绪

对于 7 岁和 8 岁的儿童，其中一个目标是让他们了解自己的情绪谱，以便他们可以识别自己的情绪及其强度。对于很多找我治疗的孩子，我都曾根据他们的兴趣为他们制订过情绪评分量表。我们可以从 1 ~ 5 标记等级，然后选择孩子喜欢的东西来进行评级，任何他们感兴趣的东西都可以，如颜色、超级英雄、汽车、迪士尼公主等。

使用量表，确定这些东西中的哪一个代表孩子平静的时刻。例如，如果孩子选择了颜色，则将颜色标记为 1 ~ 5，数字越大表示强度越大。例如，绿色对孩子来说可能代表平静，所以将绿色标记为 1。蓝色、黄色、橙色和红色可以紧随其后，代表越来越强烈的情绪水平。如果他们选择汽车，轿车可以标为 1，大卡车可以标为 5，其他的车按照大小和速度渐变的程度介于这两者之间。

当孩子选择强度介于 2 ~ 5 的东西时，与孩子一起想两三个活动，以降低这种不良情绪的强度，无论这种不良情绪是愤怒、焦虑还是悲伤。在情绪更强烈的情况下，可以进行更多涉及大肌肉群的体育活动，例如，骑自行车或在蹦床上跳。又如，在“黄色”下面你可以列出“涂色”或“抚摸你的狗狗”；对于橙色和红色，你可以列出“在蹦床上跳跃”或对体力要求更高的活动。

9 岁及以上：认识被扭曲的思维

9 岁及以上的儿童已经能开始区分他们的想法和感受

了。他们明白了很多事情不会梦想成真。对于大多数患有多动症和执行功能缺陷的儿童来说，这种灵活的思维更加困难，但是你可以使用简单且恰当的技巧来教孩子以正确的方式分析情况并管理情绪和行为。

有一个核心概念是辨别并重构被扭曲的思维，这是一种夸大或非理性的思维模式。作为成年人，如果我们在路上遇到堵车了，我们的第一反应可能是按喇叭让别人知道。但大多数成年人都能意识到自己的行为并且会想“我没必要那样”，这种想法重构了当时的处境，从而使他们能更好地管理自己的情绪行为。

为了帮十几岁的孩子理解他们被扭曲的思维，并帮他们在思维扭曲时认识并重新构建思维模式，可以使用相关的例子。例子可以是你给他们讲的一个关于你自己的故事，比如，“当我还是个孩子的时候，我经常觉得我的老师不喜欢我，因为她从来没有打过电话给我。但后来我想，因为我的成绩很好，她才没有打电话，因为其他孩子需要更多的帮助或鼓励。这个想法对我来说效果更好”。讲述真实的例子，但是不要有任何太沉重的东西，否则会加重孩子的焦虑。

学会辨别思想反派

“思想反派”练习使用大多数孩子熟悉的超级英雄来解释常见的认知扭曲类型。在解决这个问题时，你可以解释说这些思想反派控制了我们的大脑，并引导我们产生不正确的想法，它们还让我们感受到强烈的我们不喜欢的感觉。让孩子知道这一点可以激励他们辨别并挑战这些思想反派。下面是一些方法，你可以借此向处于青少年时期的孩子描述思想反派，以便当它们出现时孩子可以轻松辨别出来。

灾难思维：这个思想反派是最大的坏人，它会让我们往最坏处想。例如，如果在飞机上遇到湍流，你可能会不由自主地想到“飞机正在坠毁”，这是因为灾难性思维占据了你的大脑。想要压制这种想法，你可以想想其他更合理的观点，比如，从统计学上来说，事实上飞行是最安全的交通方式。

绝对先生：这个思想反派可能会让你认为事情“总是”糟糕，或者你“永远”得不到你想要的，这并不完全正确。这种想法夸大了你的思维方式，并让你错误地认为“一点儿暂时的挫折永远不会过去”。这听起来可能像是“我从来没有机会玩电子游戏”一样。“绝对先生”通常会导致愤怒和无助感，因为他排除了其他可能性或解决方案。

消极女士：这个思想反派会让你在事情发生时只看到消极的一面，从而感觉悲伤和愤怒。假设你拿到了你的成绩单，这是你多年来得到的最好的成绩，但是当你想获得 A+ 的成绩时，你的科学成绩却只有 89 分。如果你因为得了 B 而认识不到你的整体成绩有多好时，那失望是很自然的，可能是“消极女士”正在占据你的大脑。接受失望也未尝不可，但更积极的心态可以让你看到整体情况。

个人教授：这个思想反派会让你认为出现问题都是你的错，哪怕应该受到责备的不是你。它导致你给自己贴上了不好的标签，让你感到内疚又悲伤，而这些标签并非事实。比如这样的想法：你在棒球比赛中两次被淘汰出局，所以你认为输掉比赛都是你的错。实际上，可能你打得并不如你希望的那么好，但输掉或赢得一场比赛是整个团队的事情。当“个人教授”占据你大脑的时候，你要告诉自己承担适当的责任，但不要太多。

与你的孩子坐在一起讨论这些思想反派，问他们哪些思想反派最常占据他们的大脑，问他们是否可以联系起这些反派中的一个或多个。与孩子分享你的答案，这样孩子就可以看到不仅仅是他们——其他人，甚至是成年人，都有被思想反派控制想法的时刻。

根据孩子的年龄或兴趣水平，你可以让他们画画或在网上查找图片来代表这些思想反派。随后，当孩子有这种想法的时候你就能迅速识别并问道："哪个思想反派正在占据你的大脑？"让孩子停下来意识到自己的想法被扭曲了。当你讨论一件孩子无法控制情绪的事情时，你可以使用这些图片来帮助他们了解这些思想反派是否影响了他们的思维过程。你最了解你的孩子。在孩子很烦躁的时候，不是教导的最佳时机，等他们冷静下来后再做这个练习。对于患有多动症的儿童来说，让他们反思被思想反派控制的想法可能很困难也很累——简单明了往往效果最好。

问题解决模式

对于许多患有多动症或执行功能缺陷的儿童来说，他们无法有效地表达自己的需求或解决简单的日常问题，这可能会导致他们情绪的爆发。罗斯·格林博士在他《暴脾气小孩》一书中解释说："暴躁的脾气和挑衅性的行为实际上可能只是孩子执行功能发育落后的结果。"这些孩子无法像其他孩子一样有效地满足自己的需求，这会使他们感到沮丧。罗斯格林博士建议使用三步协作流程来解决这些功能缺陷问题，即表现出同理心、明确问题再抛砖引玉或集思广益解决方案。

下面我们将探索这个问题解决模式的过程。

第一步：表现出同理心

问题解决模式的第一步旨在降低孩子的警惕性，并帮助你收集信息，弄清楚真正让孩子感到不安的是什么。你可能会感觉这一步违反了直觉，因为当你 4 岁的孩子因为你没有先拿来华夫饼再倒牛奶而对你大喊大叫时，或者当你 10 岁的孩子使劲拍打游戏控制器时，你的第一反应可能是试图与他们理论或提高音量说话。但这对于你们看到全局没有任何帮助。

患有多动症和执行功能缺陷的儿童往往存在思维差异，而这一点过去很少被人关注。我曾经治疗过一个被诊断患有多动症的 12 岁孩子，他每天都会无缘无故地打他的弟弟。采用同理心步骤，我发现他其实是想“让弟弟坚强起来，为欺凌做好准备”。但他从不说出来，因为他甚至没有意识到这是他的动机。他缺乏沟通技巧，无法向父母表达他担心弟弟被欺负，他只是采取了行动。一旦弄清楚他的真正动机，我们就能够帮他以更合适的方式表达他的担忧并采取恰当的方式帮助他的弟弟。

从“标记情绪”部分讨论的反思性倾听开始。然后说：

“我注意到当我要求你不要继续玩电子游戏时，你就不乐意了。这是怎么回事？”这样说为更深入地了解他们的思维过程打开了大门。如果他们想不出答案，你可以问“告诉我你为什么要使劲拍打游戏控制器”之类的问题，或者进行如下观察：“我注意到你好像只是晚上的时候才对这件事感到不安，而早上的时候不会。你觉得这是什么原因呢？”在移情步骤你的目标是更多地了解孩子的思维过程和面对的真正问题，而不仅仅是他们的行为。

第二步：明确问题

问题解决模式的第二步是明确问题或陈述你的疑虑。重要的是要表明你关心孩子，并解释为什么从长远来看培养这种技能或练习这种行为对他们有益处。

比如，你可以这样说：“我知道你现在很生气，不想退出游戏，但你不能猛捶游戏控制器并大喊大叫，这种行为让我很担忧。我不希望你弄坏你的游戏控制器，不然你就没法继续玩了。”

如果想让患有多动症和执行功能缺陷的儿童知道自己的行为会导致他们不想要的后果，请以一种非评判的方式讲出来。他们越是听到不加评判的讲述，就越能坚持下去。表明你“感到担忧”并且你不希望他们因为破坏了控制器而导致他们下次无法再玩游戏，你这样做就是将他们的行为与可能会导致的后果联系了起来。当孩子感到沮丧时，他们通常会跳过这一步，不会考虑以后，也不会考虑自己行为的后果，所以他们才会不假思索地表现出了自己的攻击性。

第三步：寻求解决方案

格林博士的问题解决模式的最后一步是寻求解决方案。在这个阶段，你可以集思广益，找出对你以及孩子都有好处的所有可能的解决方案。确保让孩子明白，解决方案并不是赢得或得到他们想要的一切（或我们想要的一切），而是双方都可以接受并且可行的东西。

比如你可以说：“每次要求你晚上停止玩网络游戏时，你都会非常生气，因为你觉得这是你的朋友们唯一在线的时间，你们可以一起玩。和你的朋友们一起玩确实很重要。你觉得我们能做些什么，可以让你晚上和朋友们一起玩，而又不耽误其他事？”

如果他们没有提出任何想法，你可以建议他们做一些不同的事情，或者你也可以做一些不同的事情。例如，你可以这样说：“我想知道如果你提前 10 分钟开始做作业，我们晚 10 分钟吃晚饭，你是否有足够的时间与朋友们一起玩。那就额外多了 20 分钟。这样你能接受吗？”

这里很重要的一点是，不要急于执行这一步并强迫孩子解决问题。让孩子有机会想出自己的解决方案，因为独立解决问题是你正在努力让孩子发展的技能。

如果不能达成一致，你可以说：“让我们花点儿时间考虑一下，明天再谈。”这么说可能让人觉得屈服于他们想要的东西，但如果你在一小时或一天后跟进，你就给了他们一个反思和练习自己去解决问题的机会。

促进情绪调节

当孩子在调节情绪方面有困难时，他们可能会表现出父母难以应对的行为。他们可能会用攻击别人来解决自己的问题，突然做出剧烈反应，或者在意想不到的时候表现出极度的悲伤。在本节中，我们将探讨如何应对这些具有挑战性的行为以及在解决这些问题时应避免什么。

关注你的想法

在为难以调节情绪的孩子提供咨询时，我做的第一件事就是帮助他们理解简单的脑科学，即当他们感受到强烈的情绪并采取相应的行动时大脑会发生什么。让他们快速了解自己的大脑，之后我会用相应的语言来解释这些情绪激动的时刻，这更符合他们的经历，并且不会羞辱到他们。接下来我会向你解释这个方法，以便你也可以使用。

《全脑教养法》一书的作者丹尼尔·西格尔博士使用手部模型来解释大脑的运作方式。要跟孩子们解释这个模型，可以尝试以下操作：

1. 张开你的手，然后弯曲拇指。解释说这个拇指代表大脑中调节情绪的部分。

2. 将其余四根手指弯曲放在拇指上。指着中间的两个指关节解释说，大脑的这部分负责制订计划、灵活思考和解决问题。

3. 慢慢伸出拇指，直到四根手指都伸直。解释说这是大脑负责掌管情绪的部分，如果你发怒了，大脑会发出警报，警报声会导致大脑中负责思考的部分无法正常工作。

4. 进行头脑风暴，想一些可以防止大脑发出警报的活动，例如深呼吸或用力挤压什么东西。

想要以一种简单而又有针对性的方式让孩子了解大脑及其运转方式，你可以使用这样的简单语言，例如“你别发火”或“警报器响了”，而不是“你崩溃了”或“冲动”。这种更深层次的意识让他们能更了解自己，并激发他们想要改变现状的愿望。

抓住成功

当孩子能成功管理自己的情绪时，尽力抓住这样的时刻，并给予孩子足够的表扬和鼓励。研究表明，过于严厉的教育方式和缺乏表扬会对孩子的情绪调节能力造成更多问题，因此，父母尽可能多地关注和鼓励孩子积极的行为是非常重要的。

对于有执行功能缺陷的孩子，除了鼓励之外，额外的提醒会帮助他们反思自己是如何管理情绪的。这就意味着要让他们暂停一下并解释他们在那种情况下是如何管理自己的情绪的。例如，如果你的孩子能够克服跳入泳池深处的焦虑，你要问他：“你是怎么做到的？”如果孩子在早上醒来的时候常常会感到沮丧或者喜怒无常，但他们能够起床而不会出现往常那样的抱怨，那么你可以在上学的路上问他：“你度过了一个美好的早晨！你跟自己说了什么，才让你没有像往常一样不开心？”这样说可以帮助孩子反思他们的内心独白，并帮助你更好地了解他们的内部运作。这个做法适用于所有年龄段的儿童。虽然年龄较大的青少年可能会对这个做法不屑，但它的效果仍然值得努力尝试。

重新导向

当你的孩子无法控制自己的情绪时，请尝试让他们参与可以帮助他们平静身心的活动。对于年幼的孩子，你可以制作一个带有感官玩具的镇静盒，例如橡皮泥、图画书、气球或解压玩具。

以下是感官休息的一些其他方法：

△ 创建一个放松的角落，当孩子感觉到有压力时可以去那里。用枕头、豆袋沙发、加重毯子、柔和的灯光和（或）熔岩灯装饰这个角落。

△ 玩接球游戏。

△ 播放他们最喜欢的音乐，让他们跳舞。

△ 给他们一些动力沙子玩。

△ 让他们画一张脸来表达他们的感受。大一点儿的孩子

能不加评判地写下他们的感受，他们可以在完成以后撕掉它。

△ 当孩子平静时，让他们给沮丧的自己写一封安慰信。把纸条挂起来，这样孩子在情绪高涨时就能看到它。

△ 将水瓶装一半水、一半婴儿油，制成压力罐。添加一些闪光的东西，把瓶口粘起来，让孩子转动瓶子，看着闪光的东西在里面飘荡。

对于 8 岁或者 9 岁的孩子，你可能需要列出更多他们可以做的体育活动。冷静地提醒孩子利用这些简单的方法改变自己的想法，而不是惩罚或批评他们，这样你就是在教他们如何管理自己的情绪，而不是期望他们自己知道如何管理情绪。假以时日，你的孩子会知道什么可以让自己平静下来，并在没有提示的情况下自己也能找到平静身心的方法。

寻求学校的支持

如果你的孩子在学校无法控制自己的情绪，你可以和老师合作，给孩子一些休息的自主权。建议老师给孩子几张卡片，一种颜色的卡片对应一种情绪。当孩子有情绪的时候可以把卡片放在桌子上，让老师知道他们有某种情绪需要处理。卡片能给孩子休息的自主权，他们可以去喝杯水，或者去拜访跟他们关系好的提前约定好的监管人，比如学校的辅导员。

有些小学的教室有一个“冷静”区，里面有感官玩具、豆袋沙发和一个单人蹦床，孩子们可以在需要平静的时候使用。这些东西能给孩子自由，可以让他们在感到紧张的时候离开充满压力的环境，因为没有人喜欢在别人面前崩溃。

不要和孩子站在对立面

难以控制自己情绪和行为的儿童在冲动时往往会把自己逼入困境。他们可能会双臂交叉，跺着脚，说：“我是不会让步的！”这种行为让作为成年人的我们感到困惑又沮丧，因为我们知道在这种情形中我们是拥有权力的一方。此时很重要的一点是，不要和孩子站在对立面，强调你的权威。说起来容易做起来难，对吧？

家长往往会认为孩子在某一刻的行为产生的影响远远比

实际情况严重得多，所以试图用权威去压制或对抗孩子的这种行为。此时此刻重要的是要活在当下，采取恰当的教育方式，不要翻旧账，也不要预测未来的行为。

当你的孩子难以控制情绪时，请记住，不要用惩罚去威胁他——这只会让事情变得更糟。他们的冲动让他们无法完全处理那一刻的行为所产生的后果。他们只是一时冲动，与他们讲太多话反而会加剧他们的挫败感。但这并不意味着当一个孩子表现出挑衅或暴力时，就不需要承担任何后果或者批评，只是最好先帮助他们平静下来，让他们反思自己的感受和行为，然后再讨论后果。

小游戏帮助孩子调节情绪

对于 4 ~ 6 岁的孩子，你可以让他们画一幅关于自己身体的画，并标记出他们感受到的每一种情绪的位置。他们可以用不同的颜色来代表不同的情绪。讨论身体信号是如何帮助我们的，明确我们什么时候开始感到强烈的情绪。例如，你可以在下巴周围画红线，表示你生气时咬紧嘴巴，或者在胃里画黄色的曲线，表示你焦虑时“胃里难受不安”。

对于9岁以上的孩子，你可以让他们玩一个简单的认知行为游戏，叫作“思想侦探”。这个游戏能帮助他们理解某种想法是如何导致强烈的情绪的，写下或打印五个想法。下面是一些例子：

△“那两个人奇怪地看着我，他们一定是在取笑我。”

△“我永远进不了篮球队。”

△“这可能很难，但我想我能做到。”

分享一个单独的情绪列表，让孩子看看有多少情绪可以与不同的想法相匹配。如果这激不起孩子强烈的情绪，你可以设置一个计时器，让游戏变得更有趣。然后让他们一个一个地解释自己的答案。问问他们是否喜欢上面列出的各种感觉，如果他们喜欢，在生活中他们什么时候可以使用这些感觉？如果他们不喜欢，也可以进行头脑风暴，想出一个不同的会产生更多积极情绪的想法。

在这个游戏中没有“正确答案”。这个游戏的目标不是告诉孩子如何去感受，而是帮助他们调节自己不喜欢的感觉，或者让他们去做自己不想做的事情。

实用小建议

对于四五岁的孩子，要时常在手边准备一些简单的解压玩具或能让他们平静的玩具，尤其是在车里，以便你可以在孩子发脾气的时候给他们。你也可以把孩子喜欢的音乐做成一个安抚音乐列表，在行车途中播放。

对于大一点儿的孩子，可以让他们每天练习一些嘴边常说的话，这些常说的话会挑战他们的某些想法，因为这些想法会导致他们强烈地感受到他们不喜欢的感觉。如果他们因为“事情从来就不公平”而经常生气，你可以让他们说下面这样的话，每天说五次：

“我讨厌事情不按我的意愿发展。如果我认为事情不公平，我可以和我的妈妈或爸爸谈谈，看看我们能否解决问题。如果我们做不到，那也没关系，因为我能控制自己的情绪。”

这些常说的话只是一个日常提醒，帮助他们记住一些想法，这些想法可能有助于他们管理自己的情绪。

对于10岁及10岁以上的儿童，使用认知行为疗法（Cognitive-behavioral therapy，简称CBT）方面的应用程序，如“心情日记”等，可以帮助孩子们调整想法并且弄清楚他们的思想和情绪。孩子只需打开应用程序，程序就会引导他们反思或质疑他们的想法。应用程序既可以在孩子感到痛苦的时候使用，也可以在孩子平静下来之后使用。

第六章

增强记忆力

我们的工作记忆就像一个短期存储系统，让我们可以储存信息去解决一些紧急问题。工作记忆的发展对于有意义的生活是至关重要的，出生后的3年是工作记忆形成的时期。工作记忆的缺失通常在8岁或9岁的时候才能被察觉到，因为那时孩子开始在家里和学校接收到更复杂的指示。

有工作记忆缺陷的儿童可能在读写方面有困难，会重复犯一些相同的错误，表现出较低的自尊水平。信息处理速度指的是我们接受新信息，弄懂它，然后使用它做出反应所需的时间。患有多动症的儿童常常表现出较低的信息处理速度，这会导致他们在社交和学业方面有困难，还可能被贴上“不聪明”的标签，而他们实际的智力水平其实是在这之上的。在这一章节，我们将探索能帮助你的孩子适应环境的技巧，在工作记忆缺陷和健忘方面为他们提供帮助。

进行正确的干预

托克尔·克林伯格博士是一位在工作记忆方面很有建树的研究者。他发现工作记忆很像我们的肌肉：灵活、可移动且可训练。工作记忆也影响多动症儿童的认知处理速度。虽然认知处理速度一般会随儿童的成长而提高，但是拥有良好的认知处理速度的孩子和信息处理速度较慢的孩子之间的差距是不会自动消失的。不过，研究表明，认知处理速度较慢的儿童只要加以正确的干预，就可以在这一领域获得成长，从而更高效地处理信息。

按自己的方式行事

对于有多动症或其他执行功能缺陷的儿童，我们需要考虑给他们支持，以帮助他们大脑和工作记忆的成长。但更重要的是，我们必须帮助他们适应他们的环境，以应对他们忘记信息或丢失重要物品的可能性。以下是一些建议：

可视化家务列表：对于年幼的孩子，采用适合他们的方式，比如在他们玩耍的区域张贴一张可视化的家务列表。

可擦日历：对于年龄较大的孩子，你可以在他们玩游戏的电脑或房门旁边挂一个可擦日历，将可擦日历放在孩子能经常看到的区域，他们正在学习以自己的方式适应周围的环境，以提醒他们重要的事情。

日历应用程序/提醒事项：鼓励年龄较大的孩子在他们的手机上使用日历应用程序去提醒一些重要的信息。患多动症的孩子可能需要被频繁地提醒才会使用这些应用程序，或者父母可以和孩子每周一起设置几个应用程序或闹钟。

家庭基地：对于那些常常记不住东西放在哪里，或者经常早上匆忙寻找书包或乐器的孩子来说，在家里进出都会经过的某个区域设置一个家庭基地是非常重要的。比如我把钥匙、笔记本电脑和工作上需要的所有东西都放在厨房的柜台上。这样，如果我离开卧室或家门的时候，我必须要经过厨房柜台才能出门，所以我会在出门的时候看到这些东西并记得带上我需要的东西。对于年幼的孩子，你可以让家庭基地变得更有童趣，可以和孩子一起装饰这个地方。

教孩子“按自己的方式行事”，你可以通过给他们设置提醒的方式帮助他们适应环境。

多感观学习

体育运动对我们的情绪有积极的影响，它也有助于提高记忆力。在接受《哈佛健康通讯》的采访时，神经学教授斯科特·麦金尼斯博士指出：在 6 ～ 12 个月内进行规律的中等强度的体育锻炼，会使大脑中控制记忆力的区域体积增大。以前谁会知道我们可以通过锻炼身体让我们的大脑成长呢？

如果你的孩子对团体运动没有兴趣，你可以寻求其他方式将一些有氧运动融入他们一周的生活中：跳蹦床、跳绳、滑冰、骑行、游泳，或者只是在操场上跑步。研究表明，提升记忆力不需要做剧烈的运动，只需要进行持续的有氧运动使你的血液加速流动，它会帮助你大脑中负责记忆力的区域成长。每周进行 3 次运动，每次锻炼 20 分钟，就会在你的记忆力提升方面看到效果。运动还可以减少压力，而压力常常会抑制我们工作记忆中记住多种信息的这项能力。

令人不可思议的是，对于有多动症和执行功能缺陷的儿童来说，边运动边学习新的知识是非常有帮助的。在学习新知识的时候保持活跃会增大信息从大脑短期记忆转换到大脑长期记忆的可能性。许多有趣的方法都可以实现这一点，所以要有创意。例如，记单词的时候，你可以让孩子在儿童健身球上弹跳，或者在每次拼写完单词后玩接球、投球的游戏。年龄较大的孩子则可以让他们在记忆新知识的时候随便走走。你要确保他们所做的这项运动或活动对他们来说不是挑战，也不是他们新接触的东西，否则会干扰他们对重要信息的记忆。

如果你是一个多动症孩子的父母，你可能需要不断用指令提醒你的孩子要做什么。如果你对孩子有指令，那么请尽可能多地把指令和他们的感官结合起来，以帮助他们记住信息。例如，如果你在厨房，你的孩子在隔壁房间，你隔空喊话让他去倒垃圾，然后摆好餐桌准备用餐，此时你只是靠听觉把信息传达到他的大脑。但如果你走到他的房间，拍拍他的肩膀，看着他说："把垃圾倒了，把桌子收拾好准备吃饭了。"此时，你在使用三种不同的感官——听觉、触觉和视觉把信息传达到他的大脑。

这种多感官的方法也可以帮助患有多动症的儿童学习并保存信息。例如，在孩子学习过程中播放没有干扰性的音乐会对他们有帮助，在阅读或学习新知识时让孩子嚼薄荷或口香糖可以触发他们的味觉。

留出更多的时间

工作记忆延迟或认知处理速度慢的儿童完成任务往往需要更多的时间。他们可能需要更多的时间才能对简单的指令作出反应。期望所有孩子都能很快地完成任务是不公平的，所以当你的孩子处理信息比别人慢时，请给他们更多的时间去完成，并调整你对他们完成任务所需时间的期望值。

父母对孩子要有耐心，当他们做事情的时候给他们更多的休息时间是非常重要的，无论他们是在学习还是在做家务。这些孩子在滴答作响的时钟压力下容易萎靡不振，所以在给他们布置任务的时候尽量避免设置时间限制。如果你冲出家门让他们去拿自己的背包，关灯，在短时间内喂狗，那可能会导致孩子无法完成。如果你想让孩子在离开家前做完这些任务，那就要让他们起得更早一点儿，给他们足够的时间去完成这些事情。

你可能还需要向他们确认。你可以这样说："我看到你已经拿了你的背包，你房间的灯也关了，你觉得你接下来要做什么呢？"对你来说这可能要花费更多的时间，但你帮孩子提前做好计划，对他们来说任务就更好管理了。

应对健忘

有工作记忆延迟或认知处理速度慢的儿童可以记忆和检索信息，只是这个过程会花费他们更多的时间。这里有几个可以帮助你的孩子学习如何检索信息的活动和技巧。

扮演侦探

你可能还记得 20 世纪 70 年代的一个老电视节目《哥伦布》，它的主角是一名侦探，他总是假装不知道，基本上都是诱导犯罪分子说出真心话。在治疗过程中，这种提问方法是一种常见的获取真相或从客户那里得到相关信息的技巧。你可以使用这种方法来提升孩子的记忆力，因为它会教他们如何检索信息，以及如何向自己提问以回忆他们忘记的信息。

假设你 12 岁的孩子知道他们把科学课的书带回家了，但他们找不到了。与其像大多数父母通常做的那样，追随他们的脚步，还不如问一些开放式问题，这样有助于唤起他们的记忆，可以教他们如何在未来唤起自己的记忆。例如，你可以问：

“你经常把书放在哪里？”

“你最后一次打开书包是什么时候，在哪里？你还记得当时听到或感觉到什么了吗？”

“那我们以后怎样才能记住这本书在哪儿呢？”

这种技巧的妙处在于，它能以一种丝毫不加评判的方式唤起孩子的记忆。我知道，如果有人提醒我过去所犯的错误，我是如何不断地重复这些错误的，或者我应该做什么，我会感到更加焦虑，也不太可能记住一些重要的事情——同样的逻辑也适用于孩子们。

组块法

另一种帮助孩子更有效地记忆信息的方法是使用“组块”法。你有没有试过把孩子从学校接走，问他们学到了什么，结果他们却咕哝着说：“什么都没学到。”这种回答可能是他们在回避这个问题，但也可能是没有任何东西快速浮现在他们的脑海中。通过对信息进行分组或“组块”，可以帮助孩子更有效地检索信息。

与其笼统地问今天发生了什么，不如试着说得更具体一些。例如，你可以说：“跟我讲讲你在科学课上注意到的三件事。”这三件事可能包括他们注意到老师的香水真的很浓，或者他的小伙伴在课堂上讲话被老师发现。然后你可以继续询问他们学到的东西，在这种情况下，他们可能会把这一节课与他们闻到的香水味或他们朋友上课讲话的事情联系起来。这是希望他们能从记忆中学会联系，从而帮助他们记起可能忘记的事情。

对于年龄较小的 5 ~ 7 岁的孩子，你也许想通过语言讲解让他们模仿你自己记忆信息的过程。如果你忘记某样东西放哪儿了，并且正在寻找它，那你只需要简单地用语言表达你的思维过程，这样孩子就可以跟随你的想法。例如，假设你在找钥匙，你让孩子帮忙，你可以说："我通常是把钥匙放在柜台上的，但是现在钥匙不在那里。那我这几天把钥匙忘在哪里了呢？不过我知道我绝对不会带钥匙去洗手间（在这里应插入笑声）。是不是被谁拿走了呢？哦，对了，你爸爸昨天要用钥匙来挪车，他可能把钥匙忘在床上了。的确在这儿！"叙述你的思维过程，就是在塑造积极的自我对话和解决问题的模式，这能帮助你的孩子知道以后该如何处理他们自己的健忘问题。

问引导性的问题

缓慢的信息处理速度和滞后的工作记忆会导致孩子很难开始着手完成任务，特别是当要完成的任务需要很多步骤的时候。即使一项任务本身只需要两个步骤，有时孩子也会忘记从哪里开始。这可能会让父母感到沮丧，因为他们可能会认为孩子是在挑衅。这种对意图的消极假设会导致父母意识不到孩子为了着手开始做任务所付出的努力，因为父母自己做这些事情时会不假思索地去做。

给记忆力不好且信息处理速度较慢的孩子多一点儿时间来完成一项任务是一个很好的做法。如果你让有工作记忆缺陷的三年级学生开始做作业，他们可能会感到迷茫。相反，你试着问他们："你对什么时候开始做作业有什么问题吗？"或者"你觉得什么时候开始做家庭作业最好？"或者"完成家庭作业的第一步是什么？"这些问题可以帮助孩子学会主动完成任务。如果你的孩子还不到 7 岁，你可能会发现，每完成一步给他们一个视觉提醒是很有帮助的，比完成多步再给提醒有用得多。

我们还需要在孩子解决问题时耐心地指导他们。你可以问孩子，"要开始做你的家庭作业了，你需要我帮你什么吗？"你要随时准备好让孩子在需要的时候可以向你求助，在他们心里播下为自己的事情做主并寻求帮助的种子。记忆力有问题或信息处理速度较慢的孩子也可以自己做主，在这个长期的过程中，他们会感觉更有力量和信心。

把它写下来

许多患有多动症或执行功能有问题的儿童往往是视觉学习者，而不是听觉学习者，他们通过视觉线索学习效果会更好。他们适合亲自体验事物，而不是跟随口头指示。检索信息的问题在于，这个过程需要思考词汇而不是看到词汇。

要想帮助 5 ~ 7 岁的年幼孩子，可以让他们快速画出一些他们可能需要回忆的重要信息，并将画下来的东西放在他们熟悉且会看到的地方。对于 8 ~ 12 岁的孩子，你可以要求他们尽可能多地写下跟他们努力回忆的事情有关的信息。你可以用一块叫作“记忆板”的小擦写板，孩子可以在上面涂鸦或写下关键短语，在视觉上帮助他们回忆信息，从而帮助他们推进记忆。

为了说明这一点，我们来举个例子，假设你 10 岁的儿子找不到一个月前藏起来的打算送给妹妹的生日礼物。他可以拿起记事本，写下与购买礼物和储存礼物有关的词语，以及他可能会把礼物藏在哪里、不会把礼物藏在哪里。他可能会写下“玩具店”“不在衣柜里”“不在爸爸妈妈的房间里”“我是上个月周末买的”“我记得回家后我去游了泳”。虽然这种活动可能也不会帮助孩子想起他们需要的信息，但是你正在教他们回溯整个过程，回溯是一个很重要的步骤，这些步骤他们自己也可以使用。

寻求学校的支持

通常学校环境会解决自我控制问题、情绪调节问题，以及对患有多动症或其他执行功能缺陷的儿童提供食宿，但却很少解决他们认知处理速度缓慢和工作记忆差的问题。学习支持方面的这种欠缺可能会导致这些孩子在学校有挫败感，从而完全逃避竞争环境。如果老师知道用一些简单的方式来适应这些孩子，他们就能让孩子在信息处理速度或记忆力问题方面有很大的改善。

消除时间压力

信息处理速度较慢的孩子往往处于不利地位，特别是在计时考试时，或者当课堂参与程度取决于他们举手的速度时。解决这个问题的一种方法是教师避免对信息处理速度慢或有记忆力问题的孩子进行计时测试或测验。他们可以在课堂测验或提问题让学生回答时提供一个缓冲时间，就是说老师在选一个学生来回答问题时给出 10 秒的缓冲时间。这个方法对加强学生的自控力，保证所有学生享有平等的机会，以及得到正确答案而不仅仅是成为第一个回答问题的人，都有好处。

提供可参照的具体步骤

要想帮助工作记忆有问题的儿童遵循多步骤指导，老师可以展示一个长期项目的完整版本。这样做能给孩子一个视觉参照，让他们回想起或者能提醒他们下一步是什么。例如，如果老师想要布置历史人物的课堂陈述，他们可以展示之前学生做的项目的例子，配上图片和一份指南，列出他们做了什么，以及他们是如何完成作业的。这就给了孩子一些具体的东西可以参考，这样他们就不会在这个多步骤的过程中迷失方向，视觉辅助工具可以帮助他们记住这个过程并在以后的学习中运用。

提供简单的笔记以备填写

存在工作记忆问题并且信息处理速度较慢的儿童在书写和记笔记的问题上会面临困难。他们太专注于笔记的书写部分，以至于记录不了太多有用的信息。

为了解决这个问题，老师可以给学生一份笔记的复印件，他们在做笔记的时候只需要填写空白的地方。这样做会迫使孩子集中更多的注意力来记住关键信息，也减轻了他们必须写下所有内容的负担。这个方法可以帮助孩子记住更多的课堂内容，这样他们会准备得更充分，在考试前也能节省一些复习时间。

保持指令的简单和简短

正如前面提到的，对于记忆力有问题或者信息处理速度慢的孩子，不要一次用太多的指令，那不仅会导致孩子失败，还会让你遭受不必要的打击。

如果给孩子太多的语言信息，有记忆问题的孩子可能会逃避。面对有记忆力问题的孩子，所有做法里面最糟糕的就是长篇大论地讲解健忘！解决这个问题最有效的方法是尽可能保持指令和引导语的简短且简单。

同样重要的是，不要要求孩子快速回应或快速从一项活动转换到另一项活动。如果孩子们因为记忆力问题而不断被要求做一些他们根本做不到的事情，这可能会导致他们的自尊心受挫并且对一些简单的要求都感到灰心。更有效的方法是在需要转换或者有要求的时候给孩子提示语，并且给他们足够的时间去思考和反应。

小游戏帮助孩子增强记忆力

市面上有很多网络游戏或应用程序，承诺可以帮助改善孩子的记忆力。这样的承诺可能具有误导性，因为许多研究表明，这些游戏和应用程序可能只能帮助孩子完成特定的任务，就像游戏中正向测试的那样。

不过，我们可以玩流行游戏，并利用这些游戏帮孩子思考自己是如何在游戏中使用记忆力的。例如，你可以玩很流行的配对游戏，玩游戏的人轮流翻一对牌，试着记住有匹配图案的牌。每成功地玩一场游戏之后，你可以让孩子解释自己是如何记住那场游戏的。用语言描述他们的检索过程对孩子将来完成这一过程很有帮助。

你也可以玩“我去购物了”的游戏。玩的时候，每个人都轮流说：“我去购物了，买了一个……”每一轮，游戏参与者都要在列表中添加一个新的物品，最后一个能正确记住所有物品的人就赢了。

除了玩这个游戏，你还可以提示孩子思考并问他是如何记住这些东西的，这样你和孩子都能了解什么对他们最有效——无论是视觉想象物品的图片、记忆物品，还是仅仅将物品与曾提到过它的人联系起来。这样你就会知道以后鼓励孩子应该使用哪些方法了。

实用小建议

如果孩子没有带手机或笔记本，无法匆匆记下他们需要记住的信息，那么请鼓励他们“坐实”这些信息，这个做法的目的就是提示他们去想象将来什么时候他们会需要这些信息。这个简单的将事情通过想象视觉化的方法会提前提醒孩子们应该做什么或记住什么，这样更有助于他们记住。在他们的脑海中构建一幅他们何时需要这些信息的画面，这样他们就有了一个参考点。

比方说，你要把孩子从学校带回家吃点儿快餐，然后送他去参加足球训练。如果孩子说他记得自己的运动鞋在外面，而不是像往常一样在他的房间里，你可以让他花10秒钟想象一下走进门—走到后院—拿到他的鞋—去他的房间换衣服这一过程。这种通过想象将事情以画面的形式呈现出来的方法能让他想起一些重要的信息，否则他有可能会忘记。这样一来，如果他走进去，忘了他的鞋在外面，他就可以重新在脑海里播放想象中的画面，然后回忆起他需要的信息。

第七章 创建并遵循日常惯例

两岁的孩子就可以开始从日常惯例中受益了，每天以及每周的日常惯例具有可预测性，能给孩子带来安全感，帮助孩子缓解焦虑情绪。稳定的可预测的环境也有助于促进孩子的记忆力并减少他们的冲动行为。在本章中，我们将探讨一些为孩子建立简单而有效的日常生活惯例的策略。你还可以学到教孩子们自己创建日常惯例的技巧。

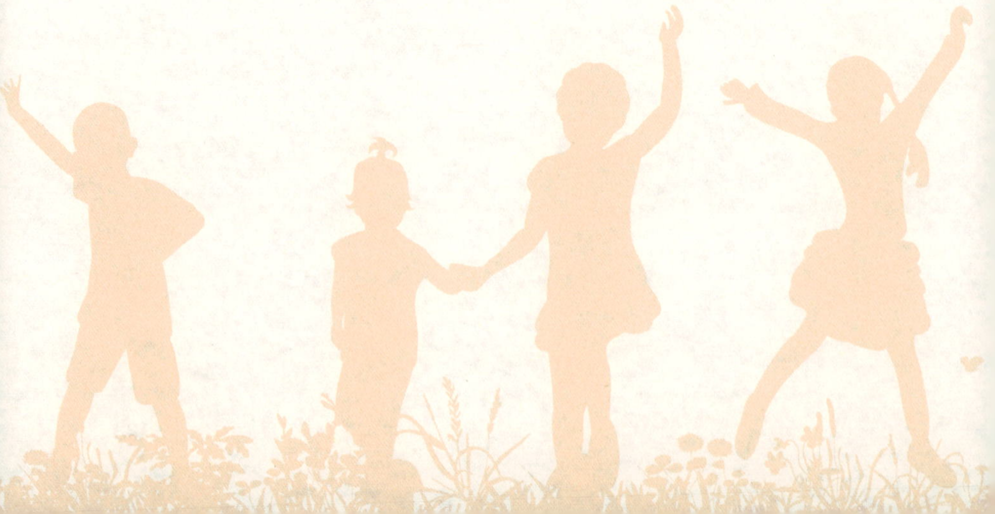

量身制订日常惯例

菲利帕·拉里博士和伦敦大学学院的其他研究人员发现，我们必须连续66天做一项活动才能成为一种习惯。这一发现来自将没有诊断出多动症的成年人作为研究对象的实验。该研究还指出，建立并遵循日常生活惯例是一项可以促进成年人提高工作效率、提升生活满意度的技能。下面是一些普遍适用的策略，你可以用来帮助孩子们练习创建适合他们的惯例。

让孩子参与制订

参与创造并养成家庭日常惯例的孩子更有可能遵循这些规则。如果你制订了一个没有让孩子参与的日常生活惯例，你就失去了帮助他们发展谈判技巧和优先安排时间的机会。

对于4～7岁的孩子来说，可以是如下一个简单的讨论:

△什么是日常惯例？我们为什么要有日常惯例？

△一天当中，你想做的两三件事是什么（如看望朋友、去公园、做烘焙、涂指甲油、玩电子游戏）？

△你怎样才能更好地记住这些日常惯例？（对于年纪小一些的孩子，建议在他们选择的地点张贴东西来提醒他们）

这个讨论应该只需要几分钟。如果孩子很难专注于讨论，你可以用图片来吸引他们的注意力。你可以展示一个带图片的分步图，来表达你期望他们做到的事情。例如，展示一张全家聚餐的照片，如果他们会看时钟的话，可以再多一个显示时间的时钟。然后再放一张浴缸的照片或任何你需要他们做的事情的照片。接下来，问问他们一天当中想做到哪些事情，以及如何将这些事情安排到日程表中。

记住，你的主要目标是了解孩子要做事项的轻重缓急，并帮助孩子学习安排自己的时间。如果孩子坚持熬夜，那么你可以问："那你一整晚的时间要拿来做什么？"问这个问题能够让你了解孩子可能想要融入日常惯例中的东西，这样你就可以帮助他们优先排序和计划。

8 ~ 12 岁的孩子能参加家庭会议并一次坚持 5 分钟，你需要在讨论中关注一些类似以下问题的点，可能会略有不同，比如：

△这个习惯对你现在和将来成为成年人后的生活有什么重要的意义？

△你每天想做的一两件事情是什么？

△你怎样才能更好地记住这个日常惯例？你需要一个视觉提醒或列表吗？

△什么事情可能会妨碍你建立或遵循日常惯例？

最后一个问题可以帮助孩子解决问题并学会培养适合以及符合他们潜在的执行功能强项和弱项的日常惯例。对于年纪小一点儿的孩子，我们不会问这些问题，因为这需要一定程度的自我意识，而他们可能还不具备这样的自我意识。

可能你的孩子会回应说他们在记住日常惯例方面有困难，或者当他们处于糟糕的状态时就不想遵循日常惯例了。一旦听到这样的信息，你可以帮助他们找到解决潜在陷阱的方法，并帮助他们创建日常惯例来规避这些情况。如果他们健忘，你可以给他们设置更多的视觉提醒，如果他们在放学后感觉很累，你也可以给他们一点儿休息时间。

理解孩子的担忧并让他们接受这个计划，有助于他们养成良好的习惯，也有助于你建立起坚持不懈的日常惯例，为将来的成功铺平道路。

把日常惯例和目标联系起来

我从各位父母那里听到的一个普遍的担忧是，患有多动症的孩子缺乏方向，不能坚持遵循日常惯例。孩子明显缺乏动力可能源于执行功能不完善。因为患有多动症和其他执行功能缺陷的儿童记忆力差、冲动以及难以专注，所以需要我们帮助他们将目前的日常生活与未来的目标联系起来——即便是在青少年时期。

患有多动症的青少年可以受益于每天或每周的目标驱动，这种日常驱动特别有助于那些正在培养新技能或想要在他们热爱的事情上有所提高的孩子。为了说明如何根据对孩子有意义的目标来创建日常，下面以我的患者为例，一个叫加文的患有多动症的 12 岁孩子。

加文很喜欢打棒球。他的父亲感到非常难过，因为他看到了加文的天赋以及他想要变得更好的愿望，但是却不知道如何帮助他。父亲为加文报了私人棒球课，发现加文在课堂上很专注、很投入，但在家却不会主动练习。当他要求加文在家练习的时候，加文经常不练习，或者忙着做其他事情。

加文和他的父亲决定设定目标，并通过以下五个问题来创建日常惯例：

1. 你的长期目标是什么？

加文的长期目标是获得棒球方面的大学奖学金。这是一个了不起的目标，但是他离上大学还有 6 年。对于 10 ~ 12 岁的孩子，尽量将长期目标限制在 3 ~ 6 个月，这样你就可以和孩子一起练习，评估进步和衡量成功。对加文来说，这个目标可以是在下一个赛季击球率达到某个数字，或者在 4 个月后进入一支特别选拔队。

2. 你每天和每周为了达成这个目标要做什么事情？

加文想在春季棒球赛季提高他的击球率。他可以每天在自家后院独自练习 15 分钟，也可以每周跟父亲去上两次课，再做三次力量训练。

3. 阻碍你实现目标的潜在缺陷是什么？

通过这个问题，加文的父亲了解到加文逃避练习的原因是，他要求加文和他一起练习的时间正是加文唯一可以和朋友玩网络游戏的时间。父亲还发现，他经常让加文在作业还没有完成的时候练习。知道了这一点，他们就可以建立一个将加文的需求考虑在内的可持续的日常惯例了。

4. 如何衡量你的目标?

为了了解加文每周的进度，他们一致同意，完成六项计划活动中的五项（如演习、训练和课程）才算成功的一周。如果加文没有按照他的计划行事，他们就会讨论周末发生了什么，以及是什么原因导致他没有完成那项活动。

5. 为了向长期目标迈进，如何奖励自己取得短期成功?

如果加文某一周成功了，他会奖励自己星期天有额外的自由放松时间。

春季棒球赛季结束后，加文的击球率提高了 50 个百分点！秋季末的时候，他能够使用同样的策略来提高自己另一方面的成绩——尽管他对那件事情不像对棒球那么着迷。

使用“智能”目标

在制订目标时，要确保它是“智能”的：具体、可测量、可实现、具有相关性、将时间考虑在内。

对于患有多动症的孩子来说，非常重要的一点是明白他们的目标应该遵循这个模板。例如，患有多动症的孩子想要取得更好的成绩，这是一个伟大的目标，但它不具体，也无法测量。或许你可以帮助他们把这个目标简单化、具体化，比如“这学期我想在数学和阅读考试中分别拿 A 和 B”，这既具体又有时间节点。

有时，患有多动症的孩子可能会有点儿野心勃勃，确立的是不可能实现的目标。如果一个 10 岁的孩子有些科目不及格，但设定了这学期的所有课程考试都得 A 的目标，那么你需要帮助他理解要实现所有课程都得 A 这个目标是需要时间的。将孩子的目标和日常生活与他们的欲望和未来联系起来也很重要。

许多多动症儿童和成人在设置目标时跳过的关键一步是没有考虑时间期限。如果没有时间限制来衡量成功，他们就不太可能完成日常惯例。花些时间反思一下你和家人建立的日常惯例的有效性，这对于作为父母的你来说是一个很重要的过程。对于孩子来说，学会评估和衡量一个新的习惯对他们的作用非常大且非常重要。

坚持日常惯例

一旦你和孩子一致同意了每天或每周需要遵循的日常惯例，那就需要照着执行了。这里有一些具体的策略，可以帮助你的孩子记住并坚持他们已经决定要做的日常惯例。下面你将学习如何在执行日常惯例的同时保留一些自主性和灵活性。

保持日常惯例的简单

在我的实践过程中，我看到许多父母面临的困难在于他们给孩子安排了过多的事情，或者制订了一个严格的日常计划，没有任何灵活性或多余的时间让孩子自己管理。没有时间自己做决定的孩子很容易感到无聊、紧张，并且过度依赖父母。

为了避免这些后果，应该保持日常惯例的简单并且和孩子的年龄相符。一个很好的经验法则是每天指定一件事情作为日常惯例来执行，在一天的特定时间（早上或者晚上）内做的事情不要超过 7 件。例如，一个 4 岁的孩子可能有一个下午的视觉图表，图表上带有图片，代表了放学后的四项活动：游戏时间、晚餐、洗澡和准备睡觉。

对于年龄较大的孩子，你可以增加更多的活动，但是最好不要超过七项，对于一个患有多动症或执行力差的孩子来说再多就难以承受了，这是一个巨大的压力，与此同时也会让我们自己陷入失败的境地。

如果你的日常生活和每周生活中没有自由活动时间或者家庭时间，你最好想办法把这些事情融入日常生活中。临床心理学家波利·扬·艾森德拉在她的《自尊陷阱》一书中指出，父母在孩子 11 岁或 12 岁之前给他们安排过多的事情可能会分散孩子注意力的自然发展。过多的安排使他们无法找到让自己忙碌和娱乐的方法，无法培养与家人的社交互动，也无法培养独立感。尽管为孩子们安排日常惯例和有计划的活动是好事情，但是自由的游戏时间和家庭时间更为重要。日程上安排的活动能让生活更丰富，但它们不应该成为每周日常惯例的唯一重点，最好要保持平衡。

让孩子为下一步做好准备

对于患有多动症和执行功能缺陷的孩子来说，从一种活动转换到另一种活动是极其困难的。也许孩子在一天结束的时候已经筋疲力尽了，因为他们在学校脑力消耗太大了。他们要么过于关注那些吸引他们注意力的东西，要么很难管理自己的时间并预测接下来会发生什么。不管是什么原因，重要的是要帮助孩子知道接下来会发生什么。

如果你正在培养一个新的习惯，你可以问问孩子，接下来是什么？假设你 5 岁的孩子正在洗澡，你可以在洗澡时间结束前 2 ~ 3 分钟问：“你觉得我们洗完澡后要做什么？”这里很重要的一点是，问这个问题而不是直接陈述接下来会发生什么事情，因为这会促使孩子去检索信息。这也有助于他们接受即将到来的转换，同时可以确保他们听到了你传达的信息，并且为转换到下一件事做好了一些准备。

假设你的大女儿正在玩网络游戏，在游戏里建一个巨大的城堡。在提醒她做另一件事之前，可能你要先进入她的世界。如果你希望她快点儿下来吃晚饭，那你可以试着走到她房间去，坐在她旁边，聊聊她的游戏，或者把你的手放在她的肩膀上。在转变警告之前，逐渐让她参与进来，比突然大喊“你只有 5 分钟了”更能让她为转换做好准备。

记住事情的轻重缓急

患有多动症和执行功能缺陷的儿童学习和遵循新的习惯和惯例需要更多的时间，这种滞后会在父母和孩子之间形成挫败感和权力斗争。如果父母希望孩子遵守严格的要求和严格的日程安排，那么父母就是在挑起冲突，特别是对于一个多动症的孩子。作为父母，当涉及日常惯例时，记住事情的轻重缓急是非常有帮助的。

你 10 岁的孩子被诊断为多动症且患有自闭症谱系障碍[①]，他能够一直遵从你如下的惯例：

下午 4：30—6：00——作业时间

下午 6：00—6：30——家庭晚餐时间

下午 6：30—7：00——家庭游戏时间 / 看电视时间

晚上 7：00—7：15——洗澡、刷牙、为第二天做准备

晚上 7：15—8：00——空闲时间 / 在房间休息

现在我们假设你的孩子已经掌握了这套惯例的每一项，除了洗澡和刷牙的时间。因为他不会管理自己的时间，很少

---

① 自闭症谱系障碍：也称孤独症谱系障碍，其病征包括异常的语言能力、异常的交往能力、狭窄的兴趣以及固执的行为模式。在这个谱系障碍中，儿童自闭症是儿童精神类疾病当中最为严重的一种。除了在核心症状上的表现，还有一些外围症状，比如听觉过敏、消化系统、免疫系统、感觉系统等方面的问题，这些问题对人的感官干扰很大，造成自闭症患者各种各样的怪异行为。

能在 15 分钟内完成洗澡和刷牙任务，所以他有了挫败感，而且在这之后放松的时间也减少了。如果他只是慢了几分钟，你可以问问自己是否值得纠结这几分钟，如果这对你来说确实是个问题，那就帮助孩子进行头脑风暴，找出更高效率地完成洗澡和刷牙的方法。如果这对你来说没什么，那么只要他在合理的时间内完成任务，就允许他有自己的空闲时间。

患有多动症和执行功能问题的儿童需要框架规则，但他们也需要灵活性。一成不变或者独断主义的惯例只会增加他们的焦虑和抵触。找出日常惯例中你想优先考虑的事情并排在其他事情之前。如果孩子在学校表现有点儿落后，但一般只要他的头一碰到枕头就能睡着，那么你在他学习时间的把控上就要比睡觉时间的把控更严格一些。在制订家庭日常惯例和时间表时，保持灵活性可以帮每个人避免不必要的压力。还记得我们在本书的第一部分提到的权威型父母吗？你想要有条理地安排重要的事情，在恰当的时候以及孩子需要的时候，可以进行灵活安排。

寻求学校的支持

大多数成功的教师都会使用课堂惯例来创建一个可预测的学习环境。为什么不借用他们的专业经验来经营你自己的日常生活呢？

例如，如果你的孩子在放学后还要花费很多时间完成家庭作业，你可以问问他的老师，孩子应该花多长时间完成家庭作业。如果老师希望你7岁的孩子在家庭作业上花的时间不超过30分钟，但是你的孩子却花了两个小时才完成，那老师也许会同意调整你孩子的作业量，这样就可以为你消除晚间日常惯例中的许多困难。

对于年龄较大的孩子，他们有多个老师，并且从一间教室到另一间，轮流上课。你可以问问每位老师，除了家庭作业之外，孩子独立学习需要多少时间，这样做可以帮助你确定每天需要留出多少时间让孩子做作业。

如果家庭作业花费了过多的时间，你可以和老师谈谈是否可以让你的孩子隔一道题一做，或者允许他们誊答案。如果你的孩子经常健忘，或许老师可以多提供一本教科书保存在家里。老师也可能同意将课堂作业进行“分块”，比如说，“做前10道题，然后来找我”。

预留放松时间

对于患有多动症的孩子来说，一天的学校生活会让他们精疲力尽。在学校生活中充满了从一件事到另一件事的转换，他们需要专注于没有刺激性的想法，而且要能持续控制冲动行为和情绪，所以比起其他同龄人，他们需要耗费更多的精力。

培养孩子下午和晚上的惯例时，不要期望他们在放学后马上投入紧张的活动中，比如家庭作业或者家务活。如果你的孩子正在服用治疗多动症的兴奋剂药物，那么在一天结束时，他们会有一个“恢复期”，此时他们会更加难以集中注意力，并且可能会喜怒无常。

你最了解你的孩子，所以在放学后和“放松”时间，找到他们的最佳状态。利用这段时间，让他们在放学后有一段自由时间或者吃点儿小零食，这样他们就可以补充精力。理想的情况下，这段时间也可以进行某种锻炼或体育活动。安排好家庭作业的时间，这样他们就有足够的时间完成家庭作业。

不断增添生活乐趣

患有多动症的孩子充满好奇心，常常被新事物所吸引并学习新事物。你可以使用“万能券”为孩子的日常生活增添一些乐趣和多样性。比如某个下雨天，孩子可以选择一项新的活动，尝试一顶他们从来没有尝试过的帽子。还有其他活动，比如用苏打粉和醋制造一个小火山，报一个在线瑜伽课程，或者尝试一个在线折纸教程。

对于事情之间的转换，你可以通过播放孩子最喜欢的歌曲来提醒他们转换到下一个活动。这样做起来很简单，但是要让它变得不一样并且个性化，让孩子愿意接受这种生活方式。关键是要不断地想出新点子，因为对于患有多动症的孩子来说，他们很容易喜新厌旧。

实用小建议

创建新的日常惯例时，现实性和灵活性是两个关键因素。与其期望一个执行功能有问题的孩子能够立即投入工作，还不如将目标设为在第一周完成70%。也许这样你的孩子只需要一个提醒就可以从一个活动转换到下一个活动，而没有丝毫抵触。一旦完成了70%，你就可以朝着逐步改进的方向继续努力。

正如前文提到的，研究表明一个新的行为会在66天内变成习惯，但这并没有考虑一个人的执行功能水平。我建议你在教导孩子创造和建立新习惯的过程中保持耐心。如果第一次没有成功，那并不意味着你必须放弃。和你的孩子讨论一下为什么这次尝试不成功，然后试着去调整。哪怕只是和他们谈论日常生活的行为，都教会了他们可预测性以及做事框架的重要性。公开的对话使他们能够自信地发言，意识到什么对他们有用，什么对他们没用，这样他们就可以开始对自己的成长负责。通过倾听孩子内心的声音，你会得到有价值的信息！

第八章

在家里和课堂上保持专注

患有多动症的孩子的突出特点之一就是很难在课堂上保持专注。《美国儿科学会：宝宝生病了怎么办》一书的作者巴顿·施密特博士说，一个正常发育的孩子应该能从两岁开始，年龄每增长一岁，集中和维持注意力的时间就增加 3 ~ 5 分钟。这就意味着，我们可以预期，一个正常的 4 岁的孩子能专注于一项 12 ~ 20 分钟的活动。患有多动症和执行功能缺陷的孩子可能无法满足这个预期，但你可以帮助他们！在本章中，你将会了解如何让你的孩子在家里练习专注力，这将有助于他们在课堂上表现得更好，你还会得到一些如何让老师在课堂上满足你孩子需求的建议。

延长专注时间

通过将家长培训、老师们有效的课堂管理以及有针对性的活动相结合，你可以看到孩子在课堂上保持专注的能力有了显著的提高。让我们从常见的那些你可以在家里实施的策略开始，为更复杂的技能打下良好的基础。

利用游戏延长注意力持续时间

根据施密特博士的说法，一个 5 岁的孩子要能够保持至少 15 分钟的专注才能在学业表现上取得成功。对于许多患有多动症的孩子来说，15 分钟的持续专注在最初是非常困难的。

对于 4 ～ 7 岁的孩子，通过从鼓励他们专注于好玩且富有想象力的任务开始，来扩展他们的专注力。在 2016 年的一项研究中，研究人员指出了游戏治疗和注意力持续时间增长之间的正相关关系。与游戏治疗师一起工作可以帮助培养更强、更持久的注意力持续时间。

如果你们无法选择游戏治疗，那你可以和孩子发起一个简单的游戏时间，其中包含一些游戏疗法的基本原则。这个游戏时间，理想状态下应该包括各种各样让孩子结合想象力来玩的玩具，如医生工具包玩具、食物玩具、木偶玩具等。在这 20 ～ 30 分钟的玩耍时间内，试着遵循三条原则：

让你的孩子主导——你希望你的孩子发挥他们的想象力。参与活动或引导他们玩游戏可能都是有害的——因为你本来不想限制他们的选择或表达。只要他们玩的玩具或材料是安全的，鼓励他们自己做决定和支配自己的玩耍时间。

不要问问题——问太多问题会占用孩子想象的时间，因为孩子觉得他们应该回答问题。在游戏时间将注意力集中在孩子身上，而不是你想知道的事情上。你可以稍后再问问题。

关注优点，而不是缺点——关注孩子在做什么，以及他们想从游戏中获得什么。用你的语言来反映孩子的行为。有时候你可能听起来像是一个叙述者，但没关系。比如你可以说："你穿上超级英雄的衣服时真的很令人骄傲。"或者"你给我那个玩具药，真是把我照顾得太好了"。说这些话可以让孩子知道你很投入，这有助于延长他们集中注意力的时间。

虽然这个建议很有帮助，但是玩乐时间并不是游戏治疗的同等替代品。一位训练有素的游戏治疗师可以以具体的方式帮助你的孩子集中注意力。许多游戏治疗师也接受过亲子游戏治疗的培训，这可以帮助父母在治疗师的监督下与孩子一起工作，从而培养游戏治疗技巧。即使你不能参与游戏治疗或亲子游戏治疗，这些简单的技巧也能为孩子持续专注以及你与孩子共同集中注意力创造一个环境。随着时间的推移，你会注意到，你的孩子在玩游戏时表现得更加专注，并在越来越长的时间里专注于他们富有想象力的故事。

创建“注意力分散档案”

大多数患有多动症和执行功能缺陷的儿童不知道集中注意力是什么样子的。事实上，他们很少有机会去思考自己的走神状态，除了在学校或家里挨骂的时候。你可以帮助他们识别一些导致注意力分散的诱因，并通过头脑风暴想出如何利用他们的环境来提醒他们专注于手头的任务。下一个策略对 8 岁及 8 岁以上的孩子最有效，因为年龄更小的孩子在注意力不集中的时候没有能力对自己的想法进行反思。

最近，我遇到了一位 12 岁的新患者，我们叫他迪伦。迪伦两年前被诊断出患有多动症。自从升到六年级后，他就一直在努力学习，希望自己能比以前更专注，上课保持专注力的时间更长。与迪伦的父母、心理医生和他的一位老师交谈后，我见到了迪伦本人。他给我的第一印象是一个喜欢看《星球大战》的快乐、友善的男孩。然而，在我们的第一次治疗中，我不得不重复问了好几次问题，因为他被我墙上的照片和我桌上的小拼图吸引了。在我们谈话的时候，他表达了对学校的失望以及不记得老师说了什么的苦恼。

像许多患有多动症的孩子一样，迪伦似乎没有意识到多动症是如何影响他的生活的。为了帮助迪伦这样的孩子在注意力难以集中时了解自己，你可以问以下问题：

△一天当中有没有一个时间段或者一节课是你最难集中注意力的？

△当你发现自己注意力不集中时，你大部分时间在想什么？

△ 有没有什么关于教室本身、其他学生或老师让你分心的？

△你有没有告诉自己或做过什么事情来帮助自己集中注意力？

这些问题可以帮助你判断孩子在即将分散注意力的时

候，他们的关注点在哪里。我们的目标不是强迫他们更专注。这样做的目的是帮助他们在分散注意力时能够更快地提醒自己，这样他们就能听到并记住更多的信息。

根据迪伦的回答，我们创建了一个“注意力分散档案”，他可以把它带到课堂上，作为一种实物提醒，防止自己注意力不集中。“注意力分散档案”是一张简单的小纸片，上面有最会引起孩子分心的事物以及孩子动力来源的图片。你可以让这张纸大小刚刚好，大到可以满足所需的视觉效果，小到方便保存在文件夹中。在迪伦的个人资料里，我们放了一张运动员们在运动和玩电子游戏的照片，因为他把这些列为他最大的干扰因素。我们还放了一张他最喜欢的大学吉祥物的照片，因为他说想考入那所学校的想法能激励他更加专注。

由于迪伦说早上的数学课是他最难集中注意力的课，所以我让他的数学老师提醒他每天使用他的“注意力分散档案”，并在上课或复习时把它放在桌子上。每节课结束时，迪伦会用字母给自己打一个等级，来评价这个档案对他产生的积极影响，以及他在课堂上专注的程度。放学后，他的父母会问他：“你给自己打了多少分？”问这个问题能帮助他反思如何使用这个档案，这样他就能继续记得使用它。

在最开始的时候，迪伦的自我报告全是 C，但经过讨论，并得到老师的客观提醒后，他的自我报告开始有了A。我和他的老师协调，优先为他安排了远离窗户的座位，因为那里的篮筐经常让他分心。我们还讨论了在迪伦的治疗课程中课堂上新的干扰因素，以及适当记笔记的技巧。我建议他用老师给的一个模板做笔记，上面有一些空白需要填，这样他可以写足够多的东西来提高记忆信息的能力，又不至于错过老师的讲解。到那年年底，迪伦的成绩有了显著提高。

我们花时间反思导致他分心的东西，这让他更加清醒了——他甚至开始提议在家里做些改变，以确保他的环境中没有让他分心之处。虽然“注意力分散档案”听起来像是一个简单的概念，但当孩子失去注意力时，干扰物和激励因素的视觉表征会对他们产生巨大的影响。最重要的是，这是一种侵入性较小的方式，让孩子们可以管理自己的注意力。

多接触大自然

离开教室能帮助孩子集中注意力，这听起来似乎有些奇怪，但伊利诺伊大学厄巴纳－香槟分校的一项研究指出，在大自然中待一段时间确实可以提高孩子的专注力和注意力。研究人员发现，与在市中心或郊区散步相比，患有多动症的儿童在大自然中散步20～30分钟后，注意力更集中。值得注意的是，他们无法确定是什么样的公园环境导致了专注力和注意力持续时间的延长，是绿色植物还是这样的环境里建筑物不多，不过在注意力持续时间和户外自然环境之间确实存在显著的正相关关系。

大卫·诺埃尔博士是一名神经学家，也是多动症方面的国际演说家，他认为，户外环境和大自然提供了一个练习“软魅力”的机会，即专注于某种适度刺激但又不会让人感觉压抑的事物上。例如，身处室外，我们所面对的就是一个不断变化的环境。你走的每一步，风景都在改变。你听到不同的声音、闻到不同的气味。但这些变化是逐渐发生的，并不会过度刺激。这样的过渡就提供了一个舒缓的环境，孩子们可以练习屏蔽刺激，比起其他更复杂的干扰因素，更容易屏蔽掉，比如其他孩子的讲话声或者每节课一响的铃声。

虽然你可能无法说服你的学区在公园里进行户外教学活动，但你可以把这种“绿色时间”融入自己的家庭日常生活中。如果你住在公园附近，你可以邀请你的孩子在做作业前和你一起去散步。如果你住的地方不在“大自然”附近，你可以在周日下午留出“绿色时间”，开车去某个地方和家人一起在大自然中散步。

提升专注度

在本节中，我们将探索更具体的策略来处理孩子在家里和课堂上的注意力分散问题。通过与老师合作以及调整你的家庭环境，你可以为孩子创造更多的机会，让他们在家里和教室里专注于自己所做的事情。

创造良好的学习环境

当我还是四年级老师的时候，我很喜欢装饰教室。在我当老师的最后一年里，我创建了一个以丛林为主题的教室，教室的角落里有一棵真人大小的硬纸板树，墙上的每一个空间都贴满了图表和图片。

我不知道的是，我把教室装饰得过于花哨，反而导致一些学生的表现变差了。我特别清楚地记得，有一个学生经常离开座位去看我贴的一张图表，这张图表上面列有爬行动物的名单，他总是伸长脖子去看鱼缸里的小丑鱼。至此，我才明白了老师和家长在为注意力有问题的孩子调整学习环境时，最大限度地减少能让他们分心的事物，是非常重要的。

根据卡耐基梅隆大学研究人员的研究，在装饰华丽的教室里学习的孩子更容易分心，花在课外活动上的时间更多，与在分散注意力的装饰被拆除之后相比，他们的学习成效更小。这项研究测试了各种能力水平的孩子，但没有考虑到多动症或注意力难以集中的孩子。有理由认为，患有多动症或专注力、注意力有问题的孩子在课堂上受到干扰因素的影响可能更大。

研究人员并没有建议拆掉所有的展示物，而是建议教师们在装饰教室时要考虑孩子们的注意力。带着这些知识回首往昔，我会把靠近教室前面我站的地方和学生们会集中注意力的地方的装饰拆下来。我会把装饰用在教学工具上。也就是说，你可能无法说服老师更换教室装饰物，但你可以要求优先让你的孩子坐到远离干扰物的地方。

为了给患有多动症或执行功能有问题的孩子创造一个良好的家庭作业区，试试下面这些简单的策略：

排除干扰——找一个墙壁上很少挂照片以及几乎没有噪声的空间。选择一个安静的地方，远离房子的繁忙区域。

让所有东西触手可及——确保你的孩子在这个区域可以找到他们需要的东西，比如纸、铅笔、马克笔、计算器等。这就减少了破坏性的中断可能，比如孩子站起来拿材料，这会不可避免地导致更多的分心。

营造良好的氛围——用温度和光线做实验。根据德国科隆大学的一项研究，与荧光灯相比，学生在自然光下注意力更集中，所以最好在窗户旁边设置一个学习区域，让自然光照射进来。虽然你不能完全控制你的孩子在学校的学习环境，但你可以确保你的孩子在家里的学习环境不受干扰，以培养孩子良好的习惯。

经常检查

当患有多动症的孩子试图在家里工作时，父母要么让孩子完全按照他们自己的方式去做，要么不断地监视他们，这样，父母更多地成了干扰者而不是支持者。找到适当的平衡，经常检查，以帮助他们保持注意力，而不是给他们留下你不相信他们能自己集中注意力的印象，这一点是很难办到的！

为了在孩子写作业时给他们帮助，你可以制订一个游戏计划，告诉他们你什么时候会来检查以及怎样进行检查。首先，要记住，一个正常发育的孩子可以花 3 ～ 5 倍于他们年龄的时间专注于一项任务。为保险起见，我们用 2 的倍数作为检查的时间点。所以，如果你 8 岁的孩子正在独自做一项他掌握并理解的科目的作业，你可能需要大约每 16 分钟检查一次。当然，你也可以根据需要调整这个时间，但是当你决定要多久检查一次你的孩子时，说明这是一个很好的开始。

现在你知道多久去检查一次了，那么你检查时该说些什么呢？你要以一种不会让他们分心的方式接近他们，并让他们有时间尝试靠自己保持专注。一个简单的经验法则就是尽可能少说一些话。你可以敲门说："我只是来问问"或者"需要帮忙吗？"如果他们回答"不需要"，说明他们在自己的学习上取得了进步，就让他们自己继续。

如果你的孩子年龄不到 8 岁，或者是刚开始上学和做作业，他们可能需要更频繁的检查。根据他们的年龄和知识水平，你甚至可能需要和他们一起做作业，但如果他们有能力自己做作业，让他们自己尝试是非常有益的。我们永远不要为孩子做一些孩子自己会做的事情。

了解一个孩子是否有能力专注于他们的家庭作业，我喜欢思考"百万美元问题"，意思是如果一个精灵打算给孩子一百万美元让他们在规定的时间内专注于自己的作业，他们有可能在这段时间内完成吗？这个问题可以帮助你确定孩子有能力做哪些事情，这样你就可以设定恰当的期望值。

学习时动起来

许多家长和学校提倡使用解压的东西，也就是孩子可以挤压或摆弄的小型手持物品，这样孩子在课堂上就不会太分散注意力。约翰·瑞迪博士在他与埃里克·哈格曼的著作《运动改造大脑》中指出，像坐立不安这样微小的身体活动会像兴奋剂一样增加神经递质去甲肾上腺素和多巴胺的含量。在我们的大脑中，这两种化学物质在专注力和注意力发展方面发挥着关键作用。这有助于解释为什么患有多动症的孩子在学习时动起来效果会更好。

普渡大学的教授森德尼 S. 曾塔尔解释说，对于多动症患者的大脑，同时做两件事可以提高他们的表现和对主要任务的专注度。这里的关键在于次要任务不会造成认知上的困难，也不能成为显著的干扰因素。换句话说，次要任务必须是孩子不用想太多就能做到的事情。例如，相对于做作业或为准备考试而学习的首要任务，次要任务可以是使用解压玩具或在健身球上轻轻弹跳。如果次要任务是一个很难解决的难题，或者一个需要孩子投入注意力的新奇的指尖陀螺，这时次要任务就会分散孩子的注意力、影响孩子的专注力。

以下是一些有益的可用作次要任务的活动：

△涂鸦（不画完整的图片，只是涂鸦形状）。

△把一个结实的运动带固定在两条桌子腿之间，反复地弹动或踢动它。

△在健身球上弹跳，而不是坐在椅子上。

△使用压力球或触摸粘在桌子下面的柔软物体。

△嚼口香糖。

试着一次只介绍一种方法，然后和你的孩子一起确认，看看哪种方法最有效。

寻求学校的支持

家长需要知道的最重要的事情是，解决孩子在课堂上注意力不集中的问题是你的权利，所以你可以为孩子争取在适当的情况下获得支持。大多数学校和教育工作者都会真诚地提供帮助。但是，由于学校必须管理很多不同的孩子，有些事情可能会被忽视。为了帮助你的孩子，你必须积极主动，并且要适应请求帮助的过程。

这方面有一个很好的资源是 CHADD（患有注意力缺陷 / 多动障碍的儿童和成人）网站，它包含一个名为“了解你的权利”的部分，与美国教育部民权办公室有链接。这份文件向家长提供了关于学校如何使用“504 方案”来确保患有多动症的孩子能够在课堂上得到照顾的信息，以及家长在实施 504 方案过程中的权利。

“504 方案”是学校和家长之间的一项协议，旨在照顾有缺陷的孩子，给孩子“一个公平的竞争环境”。为患有多动症和执行功能问题的孩子制订一个 504 方案，可以为他们提供成功所需的课堂环境。它还可以让你更深入地了解什么对你的孩子有效，并有望帮助你在家里以恰当的方式让孩子参与进来，因为这增加了家长与老师的沟通，也能让你更好地了解老师是如何满足孩子的需求的。

为你的孩子制订 504 方案通常要先和孩子的老师以及辅导员见面。有时，外部的心理学家或神经学家可以通过提供诊断来强化制订 504 方案的理由。如果有必要，CHADD 网站也可以提供帮助，因为他们有专门从事儿童教育福利的律师。

多给孩子一些时间和耐心

作为父母，我们有时希望立即得到答案。不要要求孩子马上回答，多给他们几秒钟的时间。许多父母没有多动症，所以比起他们的孩子能更有效地处理信息并集中注意力。这就产生了一种动态，当父母的谈话速度快得超出了孩子的承受能力时，孩子很难将注意力集中在谈话中。如果你知道你处理信息和说话的速度比大多数人都快，而你的孩子在集中注意力方面有困难，那就尽量慢下来。通过放慢速度并保持耐心，你就给了孩子时间来消化你说的话并组织自己的答案。

增加有趣的干扰或挑战新事物

下次你玩棋盘游戏时，可以试着增加一些有趣的干扰，帮助你的孩子练习屏蔽干扰的能力。这些干扰可以是，在需要专注力的棋子游戏或记忆游戏中播放令人分心的音乐或者跳一段笨拙的让人分心的舞蹈。

另一个方法是每周挑战做一些新的事情。这些事情应该是完全超出你孩子的技能范围，并且需要专注力和极高注意力的。例如，用不常用的手画画，或者蒙上眼睛画画，用脚捡小东西，或者倒着念字母表。

这类活动虽然有趣，但可能不会有助于孩子在课堂上集中注意力。不过和你的孩子聊聊他们是如何在游戏中或游戏之后屏蔽干扰的，对他们也会有所帮助。这样的讨论可以帮助孩子意识到他们在不知不觉中习惯干扰的方法，并提醒他们在未来使用这些方法。

实用小建议

知道我患了多动症后，我就知道了完成工作的最佳顺序。如果我需要专注于一个我能控制的项目，比如写报告或笔记，策划一个营销会议，或者只是回复电子邮件，我总是从最简单、最快的任务开始，然后钻研最困难、最需要集中精力的任务。这样，我就得到了一些积极的动力，我的大脑对更繁重的工作做好了准备，而不会感到疲惫。我也知道，一天中的哪些时段对我来说更有效。如果我要集中精力做一件需要耗费大量精力的事情，我会确保在上午10点至11点去做。

一家项目管理软件公司进行的一项为期两年的全球研究发现，在全球范围内，人们在上午11点左右表现出最佳和最强烈的专注力。对我来说也是如此，因为我在午后会感到筋疲力尽。我无法确定什么时候是你患有多动症的孩子集中注意力的最佳时间，但你最好关注一下这个问题，弄清楚一天中孩子的大脑最高效的时间段。

如果你能够调整孩子的时间表，让他们在每天的这个时间段上最难的课，你可能会看到他们的专注力和注意力有所改善。当然，如果你不能改变孩子的时间表，这个目标有可能无法实现。你可以教你的孩子从简单快速的作业开始，然后再完成更困难的作业。更多地了解他们，了解他们是如何学习的，这样你就可以教他们了解自己。

第九章 训练时间管理能力

时间管理在人生的所有发展阶段都是一项至关重要的生活技能。它要求我们拥有延迟满足的能力，优先做有助于实现目标的事情的能力，以及自我调节的能力。患有多动症和执行功能缺陷的儿童往往难以管理好自己的时间，这可能会使他们感到焦虑和压力。但当孩子们学会提前做计划，哪怕仅仅是在开始行动前的几分钟，他们就能更好地安排和管理自己的时间。如果给4岁大的孩子一个视觉提示，让他们知道自己可以用于玩耍的时间有多少，他们就可以管理好自己的玩耍时间。在本章中，你将学习如何帮助孩子建立和练习时间管理能力，帮助他们分解大型任务，更准确地估算时间，理解并克服拖延症。

帮助孩子做好时间管理的策略

不要把缺乏时间管理能力看作性格缺陷，而要看成你帮助孩子学习他们尚不完善的技能的契机。掌握这一技能可以让你的孩子减少焦虑、增强自控力。下面是一些你现在就可以开始实施的常规策略。

根据能力制订计划

让我们先来评估一下你的孩子目前的超前思维能力。多动症教练辛迪·戈德里奇在她的演讲“儿童的执行功能和多动症”中建议使用以下指导方针来帮助孩子按照他们的能力制订计划：

年　龄	规划能力
2　岁	无
3 ~ 5 岁	5 ~ 20 分钟
6 ~ 7 岁	几个小时
8 ~ 11 岁	8 ~ 12 小时
12 ~ 16 岁	2 ~ 3 天

对于年幼的孩子，你可以在他们玩耍时进行时间管理训练。例如，你可以用以下三个问题和你 5 岁的孩子进行对话：

△在你玩耍时，最重要的活动或你最喜欢的活动是什么？

△我们该如何计算自己拥有的时间（如用闹钟、彩色定时器、沙漏或者模拟时钟；播放与我们游戏时间相同的 5 首歌）？

△除了最重要的活动，还有什么事情可能会占用很多时间？

引导孩子解决这些问题可以帮助他们分清轻重缓急以便更好地管理自己的时间，也可以帮助他们学会分配自己的时间。对于任何一个孩子，在他们玩耍时，你都要提醒他们玩耍的时间。你可以这样说："你还有 5 分钟的玩耍时间。"像这样的提醒可以帮助孩子的大脑为接下来的事做好转换的准备。

对于 8 ~ 10 岁的孩子，你可以帮助他们做更长远的计划，而不仅仅是提前几分钟。比如，如果你 8 岁的儿子能计划长达 8 小时的时间，那么你可以邀请他帮忙计划周末旅行一天当中要做的活动。在讨论旅行时，你可以问这些问题：

△我们的旅行有多长时间？

△我们在野营时，你最想做的事是什么？

△我们需要花多少时间来做这件事？

△为了保证生存，我们必须要做的事情是什么？需要花多长时间？

△有没有什么事情会占用我们多余的时间？

△如何计算我们的时间？

这些例子表明，分解一些大型任务并不一定要从大型的学校任务开始，也可以通过有趣的活动让孩子熟悉这个过程。这个策略可以让他们提前为不那么有趣的任务做准备，比如论文和学校演讲。

分解长期任务

许多患有多动症和执行功能缺陷的孩子可能会把时间花在无益的活动上。当孩子在完成需要长期计划或长时间的时间管理的任务时，这种转移注意力的活动可以帮他们避免压力或者逃避难以承受的感觉。当面对一份家务清单或被要求在一定期限内完成一份读书报告时，患有多动症的孩子可能会感到焦虑，因为接受所有这些信息并将其分解成可实现的目标也会让他们感到不知所措，即使这些事并不是不可能完成的。这些孩子可能会选择等到最后 1 分钟，然后匆忙完成任务，而不是计划如何管理他们的时间，因此，这样并没有发挥出他们的潜力。

我最近遇到了一个 12 岁的学生，我们就叫她艾丽吧。艾丽经常在作业上拖延，直到最后 1 分钟才匆忙完成，她这种做法给自己和妈妈都带来了压力。艾丽上的是高级课程，考试成绩很好，但由于她总是很匆忙地在短时间内完成长期任务和家庭作业，导致她常犯一些简单的错误。因此，她在作业上总是拿 B 或者 C 的成绩，而她本可以拿到 A 的。

艾丽的妈妈以为作业对艾丽来说并不重要——毕竟，如果重要的话，她会去做的。因为艾丽上的是优等班，她显然有能力完成作业。但艾丽的妈妈不明白，尽管艾丽很聪明，但做计划并提前安排自己工作的能力并不是与生俱来的，这项能力是需要后天培养的。

我和艾丽坐下来，列了一张她必须为一周后即将到来的考试做准备的清单。艾丽根据每个任务的难度和必要性给列表上的每个项目打了分。然后，她估算了完成每项任务所需的时间。列表如下：

	困　难	所需的时间
读 / 标记出章节	2	2 小时
买记忆卡片	1	15 分钟
做记忆卡片	1	1 小时
学习记忆卡片	3	2 小时
让妈妈考考我	4	1 小时

我们把学习的时间加起来，结果是 6 小时 15 分钟。对一个患有多动症的孩子来说，这似乎是一个漫长的过程。我问艾丽学习 6 个多小时感觉如何，她回答说，她感到沮丧且焦虑。但后来我问她，对于每天不到 1 个小时的复习，她有什么感觉。她虽然也没有觉得兴奋，但不那么焦虑了。

就像艾丽一样，当一个患有多动症或执行功能缺陷的孩子试图逃避任务时，他们会将任务视为一个大问题。你可以帮助他们把任务分解成更小的部分，让他们知道，每天做一点儿工作比把所有工作都一次性写在纸上感觉到的压力要小得多。

根据艾丽的清单，我们制订了一个周计划，确保她一次学习不超过一个半小时。然后我们把它记在一周的日历上，并标注她的其他功课和活动。我们还讨论了哪些任务需要高度集中注意力，哪些不需要。制作卡片不需要高度集中注意力，所以她妈妈同意艾丽可以在看电视节目的时候制作卡片，前提是她妈妈能随时检查她的进度。每次任务完成后，艾丽也会告诉妈妈。

通过规划每一步的难度和所需时间，艾丽感觉更有动力了。接下来的一周，艾丽会为考试做准备了而不是把它推迟到最后 1 分钟，这让艾丽和妈妈都不觉得那么受挫了，并且这还帮艾丽拿到了比之前测试时更高的分数，她可以理直气壮地买冰激凌了，也可以在周五晚上看电影了！

练习估算时间

患有多动症和执行功能缺陷的儿童的生物钟与正常人的略有不同。《欧洲儿童与青少年精神病学》在 2017 年做的一项研究发现“患有多动症的儿童和青少年在时间感知和信息处理速度方面存在缺陷”，正确的时间估算和信息处理速度之间存在联系。这一发现可能有助于解释为什么当你告诉孩子他们还有 10 分钟玩电子游戏时，他们感觉像是只有 3 分钟了。开车去奶奶家需要 30 分钟，对患有多动症的 8 岁孩子来说可能感觉像是 3 小时。教孩子如何准确估算时间是帮助他们学会管理时间的关键。

为了帮助 7 岁及 7 岁以下的孩子更有效地估算时间，你只需要多找机会大声地谈论时间。你可以说：“我们去学校的时候是早上 8：09，现在是 8：19。我们花了 10 分钟到学校。”这样做可以帮助孩子感知 10 分钟有多长，他们以后就可以利用这段经历来更准确地估计时间。一定要把时间四舍五入到 15 分钟、30 分钟或 1 小时，而不是说出确切的分钟数，比如 17 分钟或 43 分钟。四舍五入会帮助孩子熟悉最常用的时间度量方法。

对于 8 岁及 8 岁以上的孩子，你可以经常说某项活动需要多少时间。利用科技工具帮助他们计算时间。如果他们有作业，让他们估计需要多少时间，然后设置一个闹钟。他们不需要赶在闹钟响之前做完。我们的目标是更好地估算时间，所以在他们估算时间之后，就可以让他们在没有时钟的情况下做作业，以督促他们在特定的时间内完成作业。之后，他们可以和你一起回顾他们估算的时间有多接近，然后回顾他们最近其他估算时间的尝试有多接近。

对患有多动症的孩子来说，管理时间的另一个关键点是要弄明白他们会在什么情况下忘记时间。发生这种情况通常是因为他们太专注于某事，而忘记了周围正在发生的事情。把这些活动列一个清单，并称之为“时间旅行活动”，或者起一个能吸引孩子的名字。当他们参与这些有趣的“时间旅行活动”时，确保他们有办法计算时间，这样他们就能知道自己到底花了多长时间。这主要是为了帮助他们意识到自己对时间估计得不准确以及什么时候估算得最不准确（可能是他们在做自己喜欢的事情时）。

应对拖延症

在我的实践工作中，拖延症是许多年轻人通往成功道路上最主要的障碍之一。所以我们要找到拖延症发生的原因并尽早克服它，以防止它变成难以改掉的习惯。

拖延者主要有两种类型：主动拖延者和被动拖延者。主动拖延者是能在压力之下茁壮成长的人，他们是“有计划地拖延”。他们是典型的冷静且镇定的人，通常性格随和，即使有拖延症，也相信自己能实现目标。他们可能在完成一件事的最后一刻感觉更有创造力、更有干劲且更能感觉到事情即将完成的兴奋。

被动拖延者是为了逃避压力而拖延的人。他们经常被事情压垮，对自己的表现更加悲观。这一类拖延者是需要帮助的。

帮助被动拖延者的关键是减少他们对某些事情的焦虑。如果你已经试过把大任务分解成小任务并且将工作按优先级排序来解决他们的焦虑，但他们仍然无法开始，那么可以试试以下方法：

把表现和自我价值分开——关注孩子的努力，而不是结果。对孩子投入的时间和使用的策略给予奖励或正向的反馈，而不是仅关注他们的结果和成绩。

把任务和期待的情绪联系起来——当孩子因为提前计划任务而感到自豪，或者当任务完成感到轻松时，提醒他们。我们都会受自己情绪的激励，所以让孩子也感受一下自己努力所带来的积极效果吧！

同情他们不知所措的感觉——跟孩子聊聊你面对一场大

型演讲时的焦虑，或者在一场重大考试前不知所措的经历。这会让他们感觉自己的情绪是正常的，而且当他们知道你的经历后，他们更有可能听取你的建议。

管理完美主义倾向——你的孩子可能需要你的帮助才能意识到完美是不可能的。问问他们是否期望别人完美。如果不是，那就要求他们也同样公平地对待自己。帮助他们理解对作业和整体成绩的实际期望，并让他们知道，最重要的是尽自己最大的努力。

帮助他们估算时间

正如我们所探讨的，患有多动症的孩子通常很难准确估计一项活动所需要的时间。这种挣扎让许多成年人——尤其是那些没有执行功能缺陷的人难以理解。如果父母不理解他们的孩子在估算时间方面的困难，他们自然会给孩子设置时间限制和一些孩子们总是达不到的期望。

对于所有患有多动症的孩子来说，任何对时间的预期都需要一种计算时间长短的方法。更年幼的孩子还不会看钟表上的时间，你可以使用一个彩色计时器，它会随着时间的倒数而改变颜色，给孩子时间快到了的提示。

这个策略不仅对年幼的孩子很重要，对大一点儿的孩子也很重要。如果你 10 岁的孩子经常在上网玩游戏时忘记时间，那么你可以给他买一个数字时钟，把它直接放在孩子玩游戏的电脑显示器前或电视机前。这样做，你至少给了他一个计算时间的方法。

改变叙述技巧

许多被动拖延者可能是完美主义者，他们为自己设定了不切实际的期望，因此总是逃避困难的工作。一些患有多动症或执行功能缺陷的孩子也看不到这些困难任务的价值，因为这些任务不会立即给他们带来回报。由于以前的失败经历，他们中的一些人可能会认为自己完成不了一项切实可行的任务，所以还没尝试就放弃了。你可以帮助孩子克服那些导致他们消极拖延的想法，并帮孩子养成新的做事习惯。

对于完美主义的孩子，你要帮他们打破“要么完美，要么不做”的心态，学会为自己设定合理的期望。要想克服“要么完美，要么不做”的心态，可以讨论如何用多种标准衡量一个项目或活动是否成功。例如，你可以创建一个从很多不同角度衡量成功的等级量表，而不是仅仅凭借最终的成绩去衡量成功。制订自己的评分标准，让孩子衡量自己在作业或任务中的成功等级。评分标准可以是这样的：

用 1 ～ 5 的不同等级评价下列表述，1 代表完全不对，5 代表最准确。

△做这件事情我觉得很开心。

△在完成这件事的过程中，我学到了一些有价值的东西。

△我为自己所付出的努力感到骄傲。

△我对我的期末成绩很满意。

△我将来也要做这样的事情。

哪怕只是简单地对这些不同的类别进行分级，也能帮助孩子们看到衡量成功与否还有其他的标准，而不是仅仅只有一个标准。

对于那些看不到任务价值的多动症孩子，你可以帮他们了解完成任务后他们会体会到满足感和轻松感，而不是之前的紧迫感和压力。对于 7 岁及 7 岁以下的孩子，告诉他们拼写完单词后会感到多么轻松，或者他们打扫完房间以便朋友过来玩时，他们会感到多么自豪。对于 8 岁及 8 岁以上的孩子，要告诉他们完成这项任务有助于他们实现自己想要的东西。你可以这样说："如果你现在把碗洗了，你的家务就做完了，就可以不受打扰地看电影了。"你可以通过将注意力放在完成任务以后的好处上，激励孩子更快地开始做事。

那些在开始一项任务或事情之前就感到挫败的孩子需要更多的渐进式鼓励，或者说整个过程都要伴随着鼓励。例如，如果你的孩子在早餐后努力为上学做准备，而他们每天都因为不能及时准备好而自责，那就用一些鼓励的方式引导他们完成这个过程。你可以说："真棒，已经穿上衣服啦，现在可以拿上你的书了。"或"你洗漱好准时啊，比昨天早了4分钟！我敢说我们今天一定能准时做完。"用这些小的正向反馈提醒他们，他们正在完成任务，也知道接下来要做什么，从而不会感到自责或难过。

寻求学校的支持

学校使用不同的干预措施来帮助患有多动症和执行功能缺陷的孩子更有效地管理自己的时间。在小学课堂里，最简单有效的方法之一就是列出当天活动的可视化时间表。大多数老师只需要把课程表写在黑板上，孩子们就可以直观地看到课程的顺序，然后就有可能把课程表记在心里。有些老师甚至会让全班一起估算某些活动需要多长时间。

大一点儿的孩子需要比小一点儿的孩子在时间管理方面更自主。对于 10 ~ 12 岁患有多动症和执行功能缺陷的孩子，他们总是被期望能管理自己的时间，能分清事情的轻重缓急并会使用他们的短期记忆。对于我接触过的许多青春期前的孩子来说，最大的困难是课程之间的转换。如果你的孩子在这种过渡中遇到困难，你可以问问他们能否提前几分钟离开教室，这样他们就可以多一点儿时间准备从一个教室过渡到另一个教室，或者和他们一起制订一个课间转换计划，比如，如果他们的储物柜离教室太远，课间不能返回的话，就要确保他们所有的书都在书包里。这是一个能缓解紧张和压力的简单方法，也能确保他们需要的一切都在手边。

一次只要求做一件事

尽管许多患有多动症的成年人可以很好地同时处理多项任务，但让你的孩子同时做许多不同的任务时，你还是要慎重考虑。

多动症教练辛迪・戈德里奇解释：患有多动症的孩子无法同时处理两项需要集中注意力的任务，但如果其中一项活动对他们来说是例行公事，他们就有可能同时处理多项任务。这就是为什么解压玩具可以帮助孩子集中注意力的原因。孩子可能无法一边学习一边看自己喜欢的新剧集，但他们却可以一边学习一边听自己熟悉的音乐。

请记住，患有多动症的人经常因为拖延或对时间估计不准确而被迫同时处理多个任务。为了培养良好的时间管理习惯，你可以提醒孩子，试图同时做两件事可能会比一次只做一件事占用更多的时间。

自己估算时间或练习制订计划

让孩子估算自己完成作业或打扫房间需要多长时间是练习估算时间的一个有趣方法。如果他们估算的时间接近完成时间，他们就可以获得一个小奖励，如额外 15 分钟的玩电脑时间或吃到他们想要的饭后甜点。

另一个有趣的活动是通过计时的挑战来练习快速制订计划。挑战可以简单，也可以复杂，这取决于你的孩子的年龄，但最重要的是练习计划时间。

假设你给孩子提出一个挑战，让他想办法中途不接触地板从沙发走到前门，但允许他们站在一块瑜伽垫上。你可以给他 5 分钟时间做计划并讨论，然后用 10 分钟时间来执行他的计划。

在他完成以后，不管是成功还是失败，都让他做个汇报，并询问他是否遇到了意料之外的问题。然后你们可以讨论计划过程中常见的问题，比如："我们需要什么？""这个问题最困难的点是什么？"或者"什么会阻碍我们成功？"当你用玩耍的方式将这些时间管理问题和计划变得规范化时，孩子们就可以更容易地将它们应用到不那么有趣的任务中，比如家庭作业或家务劳动。

实用小建议

患有多动症和执行功能缺陷的孩子不太可能让你知道他们什么时候会浪费时间或者以什么方式浪费时间。作为父母，我们有时必须扮演侦探的角色，试着留意那些浪费时间的孩子。

如果你6岁的患有多动症的孩子早上一直都很准时，可一走进她自己的房间穿衣服就拖延了，那你可以确定是她房间里的东西分散了她的注意力。你可以与她交流，让她意识到她在准备上学时是什么东西让她分心了。

然后你们可以一起制订一个计划，以帮助她在早上更好地完成任务。比如让她同意把分散她注意力的东西从房间里拿走，放在一个看不见的地方，直到放学为止。如果你的孩子总是在需要做准备的时候看书，你可以把书从她的房间搬到家里的公共区域。或者，你可以在书的正上方放一个时钟，这样你就给孩子提供了一个机会，让他们在做事之前思考时间是否充足。相信你有能力创造一个能满足孩子需求的环境！

第十章

培养适应能力

患有多动症和执行功能缺陷的儿童可能缺乏适应能力，即适应新情况或困难处境的能力。适应能力的发展不是固定的；对于这种能力的发展，并没有一个固定的时间表或年龄段。与前几章提到的技能不同，适应能力更多地受社会和文化的影响。这意味着，和其他执行功能相比，在培养孩子的适应能力方面，你可以影响的程度更大。在这一章中，你会学到如何通过鼓励孩子养成成长型思维来培养孩子的适应能力，甚至可以将失败作为学习过程的一部分来正常化，以培养孩子的适应能力。我们将探讨如何帮助孩子面对生活中的不适感和挑战。

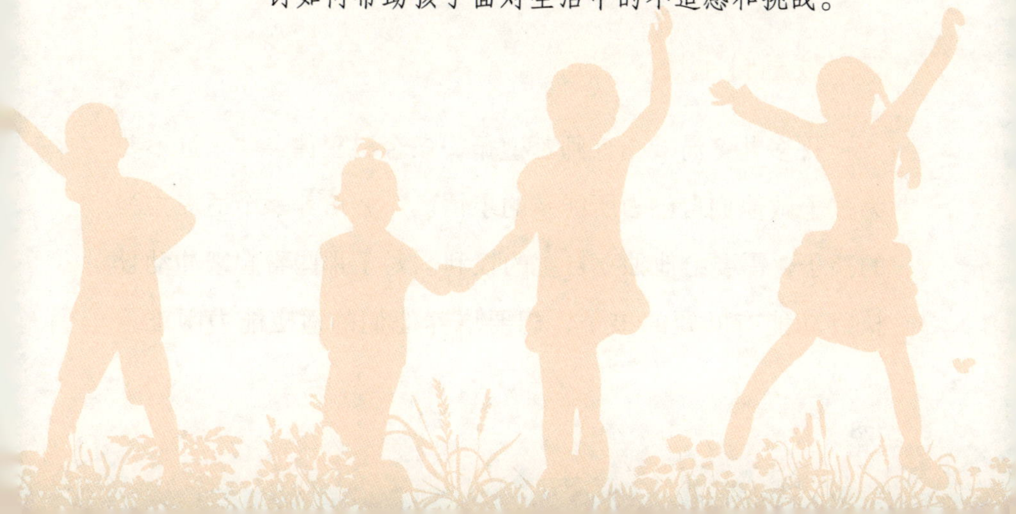

勇敢面对困难和挑战

每个人的童年都免不了犯错误。你的孩子可能会从自行车上摔下来擦伤膝盖，或者考试不及格。在孩子成长过程中，需要培养的不仅仅是他们的适应能力，还有从这些错误中吸取教训的能力，这些都是他们成长为一个独立的成年人所必需的重要技能。毕竟，当他们学会处理和克服童年生活中相对较小的失望和伤害时，他们就会有更好的能力来面对成年后更大的失望和伤害。在本节中，你将学习一些帮助孩子培养适应能力的常用策略：

鼓励自主性

许多儿童游戏治疗师都遵循一条金科玉律：“永远不要为孩子做他们自己力所能及的事情。”要培养一个适应力强的孩子，需要给他独立自主的权利。对于那些看起来冲动且执行功能有问题的孩子，想要培养他们的适应能力困难重重，他们需要父母更多的引导。但是，尤其是对那些有执行功能缺陷的孩子来说，当务之急是扩大他们的能力范围，这样他们才能更好地控制自己的情绪，也更有信心应对自己的失败。

当然，这并不像听起来的那么容易。如果我们强迫患有多动症或执行功能有问题的孩子去做他们根本做不到的事情，那么我们就是在让他们自找挫败，给他们的自尊以重击。但是，如果我们没有向他们施加太大的压力去挑战自己，那么他们也就无法建立起独立性。很棘手，对吧？围绕这一点，我们可以在孩子的生活中找到他们可以胜任的领域，并督促他们在这些领域“多做一点点”。

例如，假设你患有多动症的 10 岁女儿在早上出门准备这方面做得很好，她已经熟悉了早上需要做的事情，并且已经都完成的时候，你就可以请她帮忙，比如让她帮比她小 5 岁的妹妹也按时做好出门准备。或者，如果她喜欢做早餐，你可以让她列一个菜单，包括她想要准备的其他东西。当你 5 岁的儿子让你帮他系鞋带或帮他做他自己完全掌握了的事情时，你可以这样说：“这件事情你可以自己做。”这种说法表达了你希望他能自己做事的期待，同时也肯定了他可以自己做事的能力。

“直升机型父母”，即那些理所应当地为孩子解决问题以避免孩子感到不适的父母，可能会导致孩子在学习上产生无助感，或让孩子养成要别人替他们做自己可以轻松完成的事情的习惯。尽管患有多动症或执行功能缺陷的儿童需要别人帮助来完成任务或制订策略来控制他们的冲动，但重要的是要逐步平衡这种帮助，有时也要推动他们走向独立。

情感连接

美国国家儿童发展科学委员会在 2015 年发表的一篇论文中指出，尽管困难重重，但表现良好的儿童至少有一点是肯定的，即与成年人有一种稳定、坚定且有助益的关系。这一发现表明，适应能力和恢复力都需要人际关系，而不仅仅是单纯的个人主义。

对于父母来说，要给孩子树立适应能力的榜样，无论是在孩子成长的顺境期还是逆境期，都要找时间和孩子多沟通，这一点至关重要。当我们冷静、耐心且坚定时，孩子就可以从这种模式中吸取经验。当我们抽出时间和孩子一起讨论问题或者想出解决办法的时候，我们就是在建立一种持久的联系，从长远来看，这是非常有价值的。由于许多父母忙于工作和日常生活，因此，很难做到持续地和孩子保持连接，这是可以理解的，但是留出一点儿时间和孩子一起度过，并且不要带有任何期望，这对建立这种亲密的关系连接是非常重要的。

当你处在这个时间的时候，不要评判，甚至不要有安排，唯一的目的就是和孩子建立情感上的连接。当孩子做得好的时候，给予他们支持和赞扬，让自己成为孩子想要分享的人。当孩子做得不好时，通过给予同情和理解，让他们感觉不那么糟糕。让孩子知道你理解他们的感受，这样孩子可以更容易、更快速地从挫折中恢复过来，并避免夸大他们失败的重要性。

正如前面提到的，鼓励是一个过程，而不是结果。这就好像“虽然你没有进入球队，但你那么努力训练，你应当为自己坚持练习而感到自豪”。通过鼓励孩子此刻的努力，教会他们失败只是暂时的而不是永远的，他们的努力才是真正重要的。

与患有多动症或执行功能缺陷的儿童沟通可能会很困难。他们可能感觉不到你试图与他们建立连接，并且如果要求他们离开一项让他们兴奋的活动，他们会不开心。不要把他们的反抗当成针对你个人的。记住，他们可能看不到全局，但重要的是你得这样去做。

如果孩子因为此刻正忙于与朋友玩耍而拒绝与你交流，或者忘记了一些家庭作业，所以无法在你预留的时间与你建立连接，请记住，他们并没有忽视你尝试与他们建立连接的努力——他们只是在优先考虑他们的事情，这对于患有多动症和执行功能缺陷的儿童来说是很常见的，甚至正常的儿童也会如此。你可能会发现，当其他活动吸引不了他们的注意力时，你就能和他们建立连接，比如就寝时间和坐车时间就是很好的时机。

你可以考虑一下，通过询问他们一天中的美好时刻或者糟糕时刻，来探索他们一天的主题。通过这些聊天，你掌握的信息是所有支持、赞扬、同情和理解的有效基础。

灌输成长型思维

经过数十年研究，心理学家兼研究员卡罗尔·德韦克博士和她的同事们提出了“成长型思维”和“固定型思维”这两个术语来描述儿童对于学习的潜在信念。

如果一个孩子相信他可以学习、成长并变得更聪明，那么他就有了成长型思维，因此会付出更多的努力，也能更好地应对困难。相反，一个有固定思维的孩子则认为自己无法进步，因此，他会对生活中的难题做出消极的反应。研究发现，一个孩子对自己成长能力的信念会促成更有适应能力的行为。

在今天，儿童成长型思维的能力仍然会极大地影响一个孩子的适应能力。不过，成长型思维可以通过自我反省和重新调整思维而习得。

停止贴标签

尽管有科学证据表明，我们的大脑在不断成长和变化，但在日常生活中，我们往往被一种固定思维模式的反馈所左右。一个 4 岁的小孩子很难适应幼儿园的生活，他的老师可能会给他贴上“坏孩子”的标签。有个 10 岁的孩子喜欢在课堂上开玩笑，因为他不会动词的搭配使用，他试图以开玩笑的方式分散大家的注意力，可却被贴上了“班级小丑”的标签。还有个 12 岁的女孩由于压力大而尝试吸烟，后来被称为“制造麻烦的人”。这些标签导致这些受到误导的孩子形成了固定型思维。

要促进孩子成长型思维的形成，你应该尽量避免给孩子贴标签，也要注意他们是如何被别人贴上标签的，甚至是他们如何给自己贴标签的。

试着帮孩子了解事情的全貌。如果他们觉得自己很笨，你可以说“每个人都有天生的能力、优势和弱点，通过练习，弱点也可以变成强项”之类的话。这有助于帮助他们塑造灵活的思维和成长型思维。你要说“你的选择真的会影响你的妹妹，因为她非常崇拜你”，而不是“你把妹妹带坏了”。留意有害的标签并关注孩子的选择，可以帮助他们理解，他们以后也可以做出不同的选择，这样他们就不会陷入困境。成长不是不可能的，成长需要一个过程。

谈谈大脑

另一个好的策略是告诉你的孩子他们的大脑是如何成长的。对于患有多动症的儿童来说，这尤其有效。例如，你可以告诉患有多动症的孩子，他们的大脑在不断地成长——直到他们 25 岁为止！他们可能会惊讶地发现，在儿童时期被诊断患有多动症的人中，有多达 50% 的人成年后并没有多动症。许多有执行功能缺陷的孩子可能以为他们会一直保持现状，并且永远落后于同龄人。要提醒他们，他们的大脑是按自己的时间发育的，他们可以赶上同龄人，这一点至关重要。

专注于努力

成长型思维的另一个敌人是对胜利和成功的过于执着。尽管许多患有多动症的儿童可以在体育、机器人团队或家庭游戏中竞争甚至胜出，但如果专注于竞争的结果，而不是游戏本身的乐趣，就会导致他们产生一种固定的思维。你可以把重点放在努力上，而不是专注于输赢。例如，如果你 8 岁的儿子因为在家庭游戏之夜没有赢而灰心，不要说“下一次你一定会赢”，而是试着赞扬他的付出、他给出的好答案和对策，并告诉他这些技能对他的生活有多么重要。

“还没有”一词的力量

“还没有”一词是英语中最有力的词。它可以把失败变成潜在的希望。假设你 5 岁的儿子说：“我不会骑自行车。”这是一句自我感觉相当挫败的话。如果你能温和地改变他说话的方向，说：“你还没有学会骑自行车。”这句简单的话会给他带来希望和学习新东西的动力。

在日常生活中找机会去模拟“还没有”这个词。这是一个简单的方法，让你的孩子知道失败只是成长和变得更好的过程中的一部分。在你意识到之前，你的孩子可能会抢先一步，说：“是的，我知道——还没有！”

提高适应能力

有一些父母的惯性假设会干扰孩子独立性的培养。在这里，你将学会识别导致多动症儿童迅速放弃的常见假设和思维模式，以及帮助他们克服这些消极想法的方法。

支持灵活的思维

根据《哈佛健康通讯》中提到的一项研究，最有希望培养孩子韧性以及适应能力的方法之一就是培养孩子的认知灵活性。

认知灵活性是一种能够在两个不同的概念之间转换或者同时从不同的角度思考问题的技能。对于有执行功能缺陷的儿童来说，培养认知灵活性可能很困难，但是有几种方法可以帮助你的孩子提高这种技能。

提高认知灵活性的一个简单方法是为孩子提供表达自己想法的创造性的表达方式。对于孩子参加的每一项竞争性的或“非赢即输”的活动，试着在家里或者其他不那么专注于输赢的团体环境中，为孩子找到至少一种宣泄出口。这些宣泄出口可以是一门社区艺术课或一个创造性的 DIY 活动，让孩子参与到有艺术思想的活动中。然后你可以和孩子进行深层次的对话，探讨这些活动背后的意义，但无须期望得到一个正确或错误的答案。这有助于培养孩子灵活的认知和成长型思维。

另一种鼓励认知灵活性的方法是允许对事件进行开放性的解释。例如，如果你 5 岁的孩子认为太阳是一个巨大的、发热的奶酪球，你不能否定他的想法，质疑奶酪在太空中会如何冻结，而是要问他："你为什么会这么想呢？"问这个问题会鼓励孩子解释自己的思考过程。

如果你 11 岁的儿子说他认为某支篮球队会赢得 NBA 总冠军，你不能直接说出你的观点，告诉他他的观点是完全错误的，而是要问他是如何得出这个结论的。如果他们养成了解释某个想法背后原因的习惯，他们就会对自己的思维过程更加严谨。这反过来又会带来更多的认知灵活性，因为这个过程需要自我评价。

通过鼓励孩子们认真思考并解释原因，你就表现出了对不同观点的尊重，这对于培养孩子的成长型思维也很重要。

接受失败

像 20 世纪 80 年代的许多孩子一样，我成长在一个自尊的时代。我们的父母、辅导员和老师给我们灌输了很多善意的外部认可，他们认为积极的语言会带来积极的自尊和成就感。加利福尼亚大学的几位教授写了一本名为《自尊的社会重要性》的书，点燃了自尊运动的火炬。这本书的研究被媒体曲解，导致人们错误地认为，如果我们积极地肯定孩子了不起，他们就会觉得自己更有能力，能取得更大的成就。

事实上，这项研究的结果并不像媒体和当时的一些自尊大师所鼓吹的那样积极。积极的语言与高自尊之间有一定的正相关关系，但在其他领域，研究者的发现更为复杂。很多人忽视了这样一个事实：孩子必须首先相信自己是一个有能力的人，然后才能培养自尊。他们必须经历成功和失败，才能真正相信自己。

虽然赞美通常都出于善意，但将能力置于自信之上是很重要的。这意味着为孩子们提供机会，让孩子们通过尝试更多的东西来培养自己的能力。但是患有多动症和执行功能缺陷的儿童需要更多的帮助，不然你怎么能知道什么时候应该帮助他们，什么时候能允许他们尝试一些新的、可能会失败的东西呢？

在我治疗过的孩子中，疗效最好的孩子的父母似乎都有适当的心理界限，他们不害怕孩子失败。这些父母不把孩子的弱点看作人本身的失败，他们更注重孩子的优点和解决问题的方法，而不是孩子的弱点和问题的严重性。显而易见，这些父母拥有成长型思维。

对患有多动症或强迫症的孩子来说，父母害怕孩子失败对他们是很不利的。这会给孩子带来压力，因为孩子会把来自父母的压力内化，他们不可避免地会出错并感到内疚。随着时间的推移，这可能会导致孩子和父母之间的怨恨和愤怒。经历失败是所有儿童健康发展过程中很重要的一部分，而不仅限于那些患有多动症和执行功能缺陷的儿童。如果你注意到你在与孩子的失败做斗争，并且你将这些失败看作人本身的问题，或者总是害怕最坏的情况发生，那么你应该找个倾听者谈论这些恐惧，这个人可以是你的伴侣、朋友或心理医生。通过应对你自己的恐惧，你可以获得一个更健康的视角，并帮助你的孩子在失败中提升适应能力。

挑战思想，肯定感受

许多缺乏适应能力的孩子很可能在过去几年中已经形成了一些错误的思维模式。当遭遇失败的时候，这些想法就会自动出现。例如，他们可能会给自己贴上“失败者”的标签。他们可能会因为想到最坏的情况而过早地放弃。他们可能会在考试中被一个难题卡住，从而无法继续下去，因为他们每次都在努力争取得到满分。这些例子表明他们缺乏灵活性，过度专注于问题而不是解决方案。

对父母来说，一条有用的箴言是“挑战思想，但也要肯定感受”。这个箴言意味着你可以不同意你孩子对自己的消极看法，但同时也要理解他们的感受。他们对情况的感知和他们的情感体验可以被看作独立的。我们假设，你 10 岁的女儿经常在一出现失败的迹象时就放弃。某个星期，当她第二次忘记带作业本时，她说：“我太笨了！我总是忘事！”作为家长，你的本能反应可能是立即跳出来说：“不，你不笨！”虽然这让她感觉舒服了，但却没有创造机会来帮她培养适应能力。相反，你可以使用以下步骤以更有益的方式来回应：

对孩子的核心体验共情——在这个例子中，你可以说：“我以前也总是忘记我的钥匙。忘事确实让人很灰心，但忘记一些重要的事是正常的。我并不觉得你笨。”注意这个回应方式是理解他们的感受，而不是同意他们的说法。

重构情景——在理解他们的感受之后，接着说：“还有其他办法来看待这种情形吗？”如果孩子不会重构情景，那么你可以给他们提供不同的视角来帮他们：“我认为还有一种情况就是，你真的很忙，所以大脑有时就会忘记一些事情。许多聪明的人有时也会忘记一些事情。”

解决问题——一旦孩子放下了防御心理，准备好进行头脑风暴来想出解决方案，你可以接着问：“你这一周一直在努力记事情，那下次你觉得我们怎样做就能记住呢？”

这种让孩子参与进来的方式是一个很好的锻炼他们适应能力的机会，因为它提供了一个以更灵活的方式解决问题的机会，而这是我们谈到的心态成长的关键！

寻求学校的支持

孩子们一生中大概有 15000 个小时在学校里度过，在这些时间里，肯定有很多失败的经历可以作为培养他们坚韧心态的机会。许多学校把重点放在改善孩子的缺陷上，但一些老师也在发扬孩子的优点方面做得很好。

我有个患者是一位 7 岁的小男孩，他被诊断患有多动症和破坏性情绪失调障碍，他很难控制自己的情绪，特别是当别人要求他去做他还没有完全掌握的事情时。对他来说，在课堂上学习新东西是一种挑战。

他的老师在本学年开始时就注意到，他对教室里的宠物仓鼠很感兴趣，并且他对动物也有很多的了解，所以老师就给了他每天喂仓鼠的特殊任务。这个孩子每周都会向班级报告仓鼠的行为、体重和有关仓鼠的一切情况。

承担起这个责任后不久，这个男孩对学校的态度发生了转变。虽然他对自己的表现仍有一些消极的想法，但这些想法并不像原来那么绝对了。他认为自己在班级里是有价值的，他开始更专注地解决自己面对的难题、管理自己的情绪。到了年底，他的成绩有所提高，他的父母说，他目前承担的这些挑战是以前他们认为他承担不起的。

想办法发扬孩子的长处和兴趣，哪怕你觉得这些长处和兴趣与学校里的表现没有直接联系。这样做可以很大程度帮助孩子创造一种积极的态度。

帮助孩子解决问题

说到适应能力，很多家长都扮演着啦啦队队长或直升机型父母的角色，他们不会让孩子感到任何不适。有些父母则可能会陷入另外一个极端，成为一个不关心孩子当前感受的权威型父母。这两种极端都不是理想的，且这两种极端的父母都忽视了一个事实，即我们必须教孩子掌握基本的执行功能，孩子才能有效地应对逆境。

许多父母把逆境看作一堂性格塑造课，而不是帮助孩子发展技能的机会。如果你要求孩子自力更生，但是他们还做不到，那么这种做法就是弊大于利。适应能力是执行功能发展的副产品。如果孩子还没有掌握解决问题的技能，那么通过说教让他们了解自己的思维，或者给他们提一些关于如何看待困境的建议，对于他们来说是没有什么收获的。

例如，你 12 岁的孩子因为需要在本周末完成学校的一个重大任务而不知所措，感觉无从下手、想要放弃，如果他一时无法想到解决办法，那么任何积极的肯定或者严厉的爱对他都无济于事。这个时候孩子需要的是你的帮助，你们可以先制订一个计划，先解决一个问题，然后再进行自我引导式的“对话”。

小游戏帮孩子培养适应能力

在家里培养适应能力有一个有趣的方法，那就是找“适应能力主人公”，每周汇报一个著名的流行歌星、运动员或作品中的虚构人物，看他们在面对困难时所表现出的适应能力。

在文学、体育或电影中几乎找不到一个从未遇到过逆境的主人公。帮助孩子认识到逆境是普遍的而不仅仅是他们特有的，他们就可以更容易地应对逆境。如果你的孩子喜欢某个系列的书、电影或某项团队运动，你可以要求他每周做一个来自该系列或团队的人物的汇报。你可以用下面这些问题来指导他们：

△这个人物/角色面对的最大的挑战是什么？

△他们的心态或思维是什么样的，或者说他们是如何告诉自己去应对困境的？

△他们的困境对他们的成长有什么帮助？

这些问题不仅有助于将生活中的冲突正常化，还能鼓励孩子在困难时期形成一种成长型心态。

实用小建议

患有多动症和执行功能缺陷的孩子在某些技能上可能有困难，但他们的观察力是非常敏锐的。父母可以成为帮他们塑造成长型心态和培养适应性行为的教学有法的老师。当你夸大问题或对压力带来的挫折做出过度反应时，请提醒自己。当你因为担心孩子的未来而过分挑剔时，也请注意。在帮助孩子从日常生活中了解什么是适应能力这件事上，你的行为至关重要。你会影响他们这一项关键能力的形成，这项能力将为他们现在的日常生活和以后的整个人生服务。

结语

Conclusion

养育患有多动症或执行功能缺陷的孩子会面临许多挑战。但是，对于一个有执行功能缺陷的孩子来说，未来成功的首要因素是父母的参与。

通过阅读这本书，你已经迈出了接受你的孩子及其独特需求这一重要旅程的第一步。希望这本书能让你更深入地了解有执行功能缺陷的孩子，并提供一些具体的工具来帮助他们。

和你的孩子一样，作为父母，你也在成长过程中。正如当孩子把家庭作业放在了厨房桌子上时，你会对他们宽容一样，希望在你恰巧暂时忽视了教育的更长远目标时，你也能善待自己。我们都在进步，这是一件了不起的事情！

最后，希望你能分享你所学到的关于多动症和执行功能缺陷的知识，以帮助其他可能陷入困境的父母。随着越来越多的父母相互分享知识和资源，我们将更深入地了解不同的孩子是如何思考和成长的。同时，越来越多的人将会看到，一个大脑结构也许稍有不同的孩子，其实和其他人一样，也拥有成功和过上充实生活的潜力。

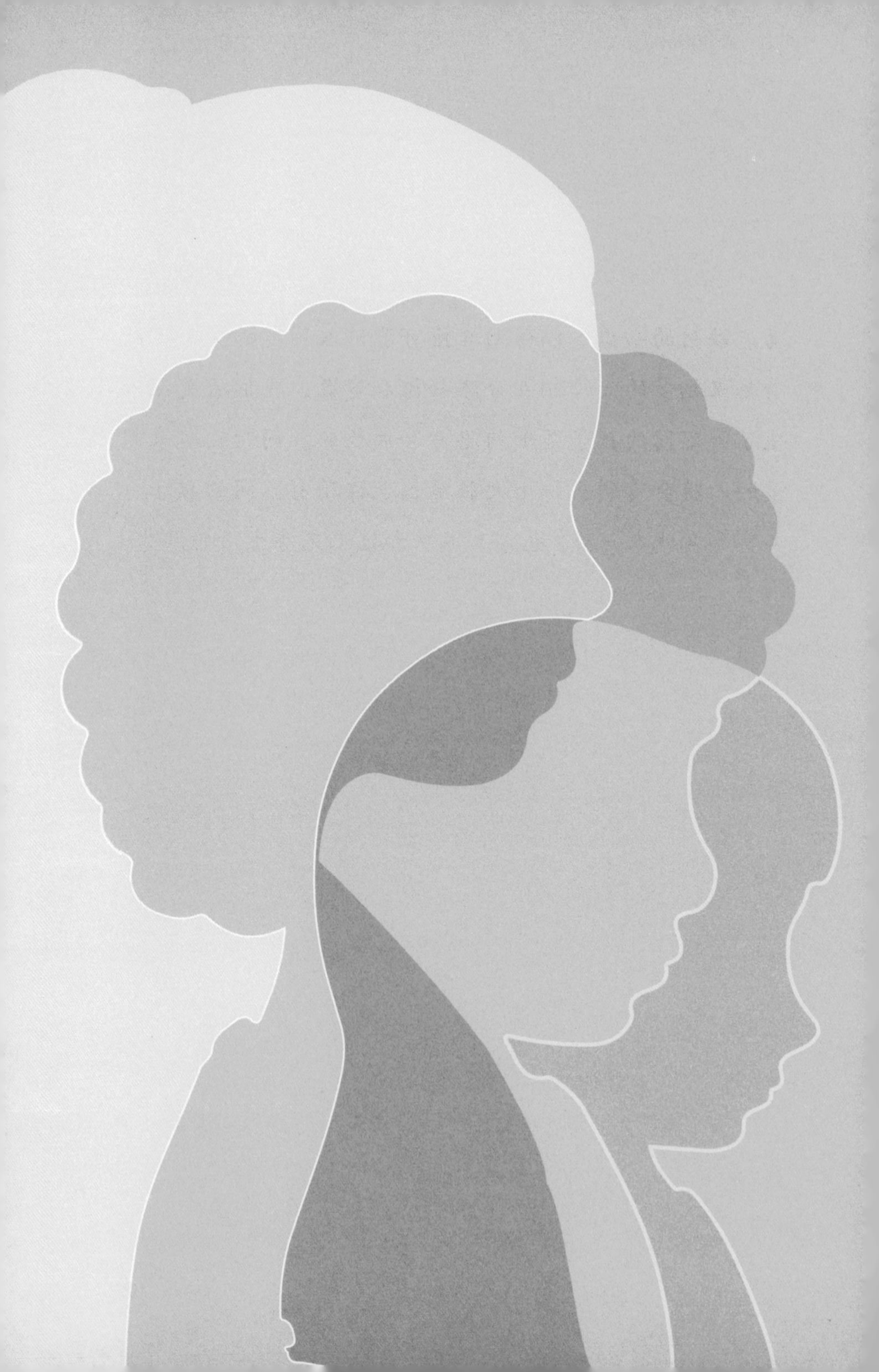